不安を味方にして生きる

「折れないこころ」のつくり方

がん研究会有明病院
腫瘍精神科部長
清水研

NHK出版

はじめに

「折れないこころ」とは？

『不安を味方にして生きる』という書名に、みなさんはどのような印象をもたれたでしょうか？

「ネガティブな感情の〝不安〟が味方になる？」と驚かれたかもしれません。「ポジティブ思考は大切」とよく言われるためか、不安や悲しみ、怒りなど、ネガティブな感情は良くないという誤解があるように思います。

心理学の知見を紐《ひも》解くと、不安にも大切な役割があることがわかります。それは危険が迫っているという警告であり、ある意味、不安のおかげで人類は太古から絶滅を免《まぬが》れてきたとも言えます。

近年、「折れないこころ」を意味する「レジリエンス」という言葉を耳にするようになりました。レジリエンスはもともと物理学の用語であり、バネが収縮したあと、元に戻る復元力を指します。それが心理学にも用いられるようになり、こころが一度落ち込んでも、そこで折れずにまた元に戻るさまを「レジリエンス」と呼ぶようになったのです。

柳は強い風が吹くとすぐにたわむので一見弱いように見えますが、風がやめば元の姿に戻ります。一方、まっすぐで硬い木は、ちょっとの風ではびくともしないので強いように見えますが、強風にボキッと折れてしまうことがあります。

こころも同じで、ストレスがかかったときに動じないように無理をすると、ある一線を越えて突然破綻《はたん》することがあります。

ポジティブ思考といっても、大きな心配事がある状況で気持ちを前向きに切り替えられる人はまれでしょう。

たとえば、私がお会いするがん患者さんもそうです。行き詰まった状況のなかで「ポジティブにならなければダメだ」と焦ってもうまくいかず、「なんで自分はうしろ向きなんだろう」と自分を責めることにつながります。そうなると、余計ストレスがたまり、ポジティブ思考どころか、より心配事にとらわれるようになってしまいます。

「折れないこころ」とは、柳のようなイメージです。強いストレスがかかったとき、不安などのネガティブな感情を抑えつけようとするのではなく、「不安な気持ちが、こころのなかにあっていい」と、まず認めるところからスタートすることが大切です。

また、不安には味方にしたほうがいいものと、手放したほうがいいものがあります。本書では手放し方についてもお伝えします。

人生のピンチで大切なこと

私は現在、週4日ほど、がん研究会有明病院において、がん患者さんやそのご家族のこころのケアを担当しています。また、週1回はメンタル・クリニックで、がんに限らず、仕事や人間関係などあらゆるストレスに関する悩みの相談にのっています。

私ががん医療に携わるようになったのは2003年で、31歳のときでした。それから20年以上、がんの専門病院で診療を続けています。毎年少なくとも200人とお会いしていますので、これまで少なくとも4000人以上のがん患者さんと対話してきたことになります。

私なりに、患者さんのお役に立ちたいという一心で取り組んできましたが、結果としてがん医療における臨床経験から私自身が学んだことはとても大きなものでした。とくに、

「人生のピンチ」と言えるような場面で、どうすればこころが折れないのかについて、深く知ることができたと感じています。ほかのストレス状況への対応にも応用できるのでメンタル・クリニックでの臨床にも役立っています。

また、生きるうえでも大いにヒントになりました。以前の私は、まさにまっすぐで硬い木のような頑《かたく》なところがあり、強いストレスがかかると、こころが折れてしまいがちでした。そのような生きづらさをかかえていた自分が、いまは柔軟なこころのありように変わったと感じています。

がんという病気は、強く死を意識させ、将来への見通しを根底から揺るがす性質があります。受け止め方はそれぞれですが、多くの困難を乗り越えてきた人でも、「人生最大のピンチ」と感じる人は少なくありません。

むしろ、「困難を乗り越えてきた」という自負があるほど、とまどいが大きい場合もあります。仕事や人間関係の悩みであれば、自分が努力することによって解決したり、避けたりできます。けれど、がんの場合は、それまで成功してきた乗り越え方が通じなくなってしまうのです。

なぜなら、自分が最良と考える治療法を選んだあとは、結果を運命にゆだねる必要があるからです。また、一部の進行したがんの場合は、「病気を根本的に治す」目標を立てられず、5年後の生存が難しいという現実と向き合う必要があります。

平和な世界で健康に生きてきたなら、人生の終着点である「死」をあまり意識する必要はなかったでしょう。そんな人が、突然自らの「死」を現実に意識したとき、こころは天と地がひっくり返ったような状況になります。

このような人生最大のピンチと向き合う際に、もっとも大切なのが、不安などの負の感情を味方にすることなのです。

私はがんに罹患《りかん》してとまどっている多くの患者さんに対して、負の感情の扱い方を最初にお伝えします。たとえば、5年後の生存が難しいがんにかかり、不安や悲しみが続いていることにとまどっている患者さんもいます。そのときは、不安や悲しみといった感情には大切な役割があり、無理に変えようとしなくてもいいこと、上手な付き合い方のコツがあることをお話しすると、少し安心されます。

本書の前半では、私がいつも患者さんに説明している、不安を味方につけるための方法を、なるべくわかりやすくお伝えしたいと思います。

あるがままの自分を認める

負の感情を味方にする方法をすぐ実践できる人もいれば、なかなか受け入れられず、苦しみが長引く人もいます。

私が「悲しむことは大切なのですよ」と言っても、「泣くのは弱い人間がすることだ」という信念があると、十分悲しむことができません。「自分が不安だと家族に心配をかけてしまう」などの懸念が先に立ち、家族の前では無理に明るくふるまう人もいます。

このような人は、自分のなかにある不安や悲しい気持ちを押し殺さなければならないと思っています。その背景にあるのは、「こういうときはこうしなければならない」という規範意識＝「ｍｕｓｔ」思考です。誰にでも「ｍｕｓｔ」思考はあり、それがないと社会で軋轢《あつれき》を生む場合もあるでしょう。しかし、「ｍｕｓｔ」の縛りが強すぎると、「そんな自分ではダメだ」といった具合に、ほんとうの気持ちを認めることが難しくなります。

強い「ｍｕｓｔ」は、生まれつきの性格に加えて、小さい頃の親などとの人間関係が大きく影響します。「ｍｕｓｔ」が強い人は、自分で自分自身を認められないので、他者から認められることを求め、承認欲求が強くなります。

これまでの著書でも「ｍｕｓｔ」思考から距離をとる方法について書いてきましたが、不安を味方につけるために欠かせない面がありますので、本書でも取り上げています。この数年、臨床のなかで発見したことや、自分自身が試行錯誤を経て見つけたことを追加しました。あるがままの自分を認めるのが難しい人、不安にとらわれている人の参考になればと、私自身の体験や個人的なエピソードもお伝えしています。

また、「死」についても取り上げます。「死」は恐怖の対象ですが、一方で人生には限りがあることを教えてくれます。

「死を味方にする」と聞くと不思議に思うかもしれませんが、がん患者さんや私自身の経験からも、死を意識すると、一日一日を大切に生きることにつながるのです。

不安を味方にする方法をお伝えしたいと思ううち、人生を豊かに生きるためのさまざまな考え方に踏み込むことになりました。この本を手に取ってくださった方にとって少しでも参考になり、生きるうえでの新たな視点となることを願っています。

目次

自分を認め、他人を信頼する
自分が消滅することに対する不安
死について理性的にとらえる
死への恐怖は「幻」なのか
脳のクセとうまく付き合う
生きる意味を見失ったとき
人生は一度だけの旅

第4章 喪失との向き合い方

未来が失われたとき
ふたつの課題に取り組む
負の感情を受け入れる
怒りは自分を守る
怒りを掘り下げる
怒りの暴走を防ぐ
怒りの原因について考える
どう行動するかを考える
悲しみの役割

第5章 自分を解放するために

第6章　人生の折り返しで起こる大転換——165

第1章

不安と向き合う

不安は「幻」にすぎない

みなさんも不安を感じたことがあると思いますが、不安とはどういうものか意識したことはあるでしょうか。

いま取り組んでいる仕事はうまくいくのか。付き合っている相手との将来はどうなるのか。入学試験に合格できるのか。老後の生活は大丈夫なのか……。人生のさまざまな場面で「未来」について考えるとき生じるのが、不安という感情です。

不安にはやっかいな面があり、一度とらわれると、せっかく自由に使える時間があっても何も手につかなくなってしまいます。一方で味方につけると、将来に備える原動力になります。では、「不安を味方にする」とはどういうことなのでしょうか？　不安と適切に向き合うため、まず不安とは何かについて考えていきます。

私自身も以前は不安感が強く、古くは高校・大学入試などの試験をはじめとして、医師になってからは学会の発表など重要なことがあるとプレッシャーを感じ、暗澹《あんたん》たる思いがしたものです。

大学に合格しても、卒業して社会に出ても楽観的な見通しをもてず、「気を抜いたら不幸になる」という根拠のない不安とともに生きていました。

不安に駆られて努力し、多くのことを達成できたので、不安は自分にとって味方だった面もあります。それでも振り返ると、必要以上に心配していたと感じます。毎日の生活に安らぎは少なく、当時の自分が幸せだったとは思えません。もう少し肩の力を抜いていれば、もっと楽に生きられたでしょう。

私はかれこれ20年以上、精神科医としてがんの専門病院で働いており、がんと向き合っている方々のカウンセリングを日々行っています。

がんは、「人生そのものを脅《おびや》かす病気」と言われます。いままで大きな病気を体験したことがなく平穏に生きてきたなら、同じ日々がこれからも続き、1年後も10年後もやってくるのが当然と思っている人がほとんどでしょう。

そういう人でも、「がん」だと告げられたとたん、将来の見通しが根底から覆されます。

「これから自分の人生はどうなってしまうのだろう」と途方にくれる人もいます。がんは、大きな不安をもたらすのです。

がん専門の精神科医として患者さんの相談にのるなかで、不安という感情のさまざまな側面についてよく知るところとなりました。その結果、以前は不安に支配されていた私自身が、不安とうまく付き合えるようになったのです。漠然と何かにおびえているような感覚も消えました。それまで自分が恐れていた不安は「幻」だったとすら感じます。そして、人生を豊かに生きることにもっとエネルギーを注げるようになりました。

その境地にいたるにはどうしたらいいか、患者さんや私の体験をもとにお伝えします。

危険を告げるアラーム

人間には、さまざまな感情が湧《わ》き起こります。心理学における交流分析（自身と他者との関係に着目して対人関係の改善やトラブル回避に役立てる心理療法）の考え方に基づくと、おもな感情は「悲しみ」「怒り」「不安」「喜び」の4つで、それ以外の感情はこの4つが混ざり合って生じると考えられています。

4つのうち喜びだけはポジティブな感情で、「この状態のままでいいよ」ということを教えてくれます。悲しみ、怒り、不安にはネガティブな印象があるかもしれませんが、つらい出来事と向き合ったり乗り越えたり、あるいはこころのなかに位置づけたりするときに大切な役割を果たします。

たとえば悲しみにはこころの傷を癒やす力があり、受け入れがたい過去の問題に別れを告げて、新たな人生を歩む助けとなります。怒りは自分の大切な領域を守り、現在の問題を解決するための力となります。不安以外の負の感情の役割については、第4章で改めて取り上げます。

不安は、未来の問題を回避するため、危険を知らせるアラームのような役割があります。不安をまったく感じないと、向こう見ずな行動に走りがちで、自分の身を危険にさらしてしまい、早死にしたり経済的に破綻したりするリスクが高まります。

このように不安は必要である一方で、現代人にとってはアラームがはたらきすぎの傾向があるように思います。

原始時代の人間はつねに危険と隣り合わせで、少しでも気を抜くとすぐに死にいたるような状況だったのは想像にかたくありません。そういう時代においては、不安による警告は生き残るために必須だったでしょう。

ヒトの脳の構造は、原始時代も現代もほとんど変わらないと考えられています。現代の日本は原始時代と比較すれば、はるかに安全な世界です。けれどアップデートされていない私たちの脳は、周囲のさまざまなことを危険と察知して、「このままではまずいぞ！」と警告を発しつづけます。

状況にもよりますが、多くの場面では不安が鳴らすアラームの音量をぐっと下げたほうが、現代人にとって生きやすいでしょう。

不安の暴走

不安のアラームの音量を下げるための心構えについて見ていきます。

新型コロナウイルスが世界的な大流行となった際、この新たな感染症に関する情報が少なく見通しも不透明ななか、国全体が不安に包まれているように感じました。ちょっとしたことから混乱も起きやすくなりました。根拠もないのに「マスクだけでなく、食料品も品切れになるらしい」とのうわさが広まり、人々が買いだめに走ってスーパーの食品棚が空っぽになったのを思い出します。これは過剰な不安、あるいは不安の暴走とも言える問題の側面です。

不安の暴走は、心理学で「破局的思考」と呼ばれるものです。ひとつの出来事から最悪の事態まで連想し、最終的には「もうダメだ」との結論にいたり、物事に対処できなくなります。

たとえば、最初に受験した学校が不合格だったとき、「たまたま今回は相性が悪かった」と考えられれば、次の試験に悪影響を及ぼすことはありません。けれど、「自分には実力がない」と思いこむと、「次もダメかもしれない」という想定が生まれます。次の試験でも浮足立って実力が出せないと、さらに悲観的な思考が強まって「自分はもうダメだ」との確信が強まり、結果的にすべて不合格になるかもしれません。そうすると、「やっぱり自分はダメなんだ」という認識が、事実として裏づけられます。悲観的な思考がより支配的になり、ちがう物事に向き合うときも、破局的思考がはたらいてしまうのです。

不安が雪だるま的に膨《ふく》れ上がり、暴走すると、不安は味方どころではなく、自信を奪う存在になります。そして、将来が暗澹たるものに見えてきます。

不安を味方にする3つのステップ

現代人が感じる不安を数え上げたらきりがありません。2019年に金融庁の報告書（金融審議会市場ワーキング・グループ報告書「高齢社会における資産形成・管理」）が公表されると、「老後の生活には２０００万円が必要」との情報があふれ、多くの人が将来に不安を感じるようになりました。

かつては世界一の経済大国と言われた日本ですが、現在はそのイメージはなく、円安や物価高、人口減少などから将来に不安をもつ人も多いでしょう。

視点を世界に移すと、地球温暖化やウクライナ侵攻、イスラエル・パレスチナ問題など、背筋が凍るような状況を目《ま》の当たりにして厳しい現実を思うとともに、人類の将来に大きな不安を感じます。

将来に対する懸念はさまざまですが、不安を暴走させるのではなく味方につけて対処しましょう。

どんな不安であっても対処方法は同じで、それは３つのステップ、**①正確な情報を得る、②できる対処を行う、③不安を手放す**です。これから３つのステップについて説明しますが、その前に「ニーバーの祈り」をご紹介します。この祈りの言葉は、アメリカの神学者ラインホルド・ニーバー（１８９２〜１９７１年）が作者であるとされ、生きていくうえで大切なことを教えてくれます。

ニーバーの祈り

神よ、
変えることのできるものについて、
それを変えるだけの勇気をわれらに与えたまえ。
変えることのできないものについては、
それを受けいれるだけの冷静さを与えたまえ。
そして、
変えることのできるものと、変えることのできないものとを、
識別する知恵を与えたまえ。

（大木英夫訳）

ニーバーの祈りに共鳴する人が多いのは、人生の本質を表しているからだと思います。この言葉のなかに、不安を味方にする3つのステップがあります。
「変えることのできるものと、変えることのできないものとを、識別する知恵を与えたま

不安を味方にする3つのステップ

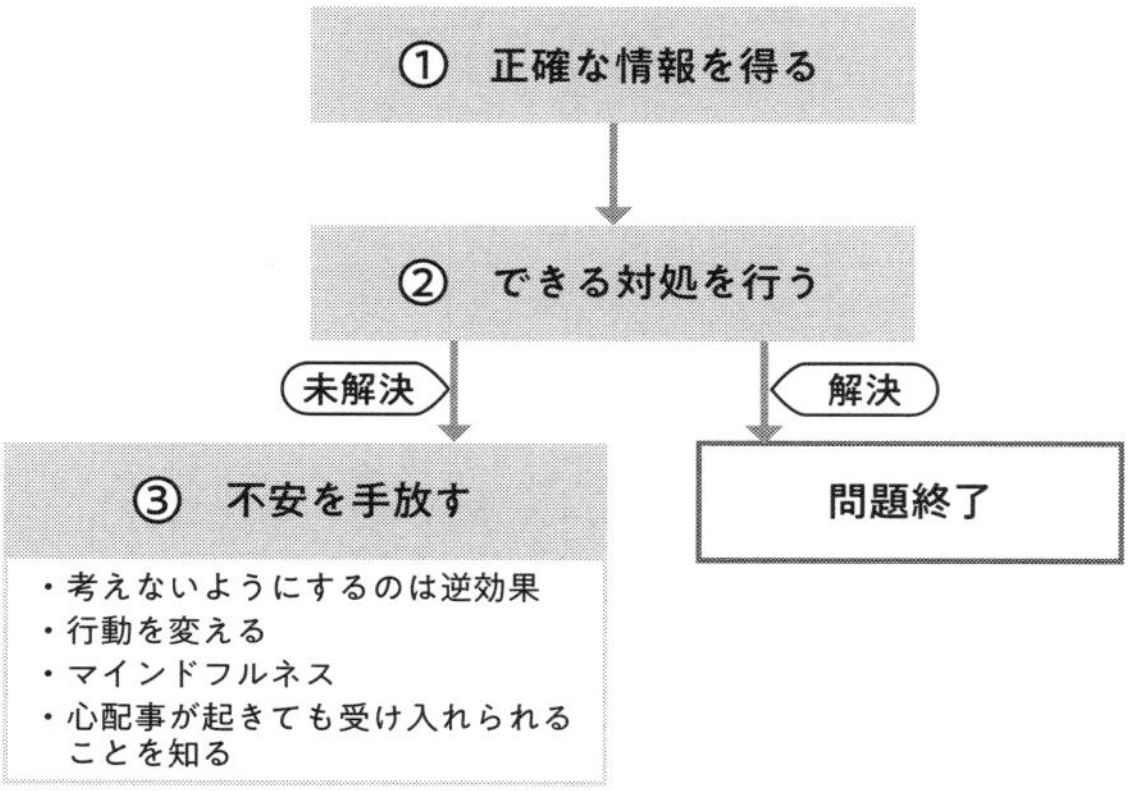

え」は、①正確な情報を得る、に該当します。「変えることのできるものについて、それを変えるだけの勇気をわれらに与えたまえ」は、②できる対処を行う、ということです。「変えることのできないものについては、それを受けいれるだけの冷静さを与えたまえ」は、③不安を手放す、にあたります。

実際のところ私たちは、ニーバーの祈りが説くような冷静な心構えをもてるのでしょうか。

精神科医としての経験から言うと、個人差はありますが、いま不安に支配されていても、こころを平穏にすることはできるでしょう。

これから、3つのステップについて、がん患者さんとの対話をもとに見ていきます。

気持ちと向き合う

吉岡智子さん（仮名・52歳女性）は半年前に乳がんに罹患したことがわかりました。最初にお会いしたときは、左乳房の全摘出手術後、再発を予防するための化学療法を受け、その治療が終わったところでした。

治療が終わるまでの道のりは平坦なものではありませんでした。がんがわかったとき、吉岡さんはとても動揺しました。摘出にも大きな葛藤《かっとう》があり、胸を失うくらいなら死んだほうがましだと思いつめることもありました。摘出以外の方法がないかとほかの病院にも相談し、やはりがんをきちんと治して命を救うにはそうするしかないと理解し、こころを奮《ふる》い立たせて手術を受けたのです。

化学療法によって脱毛が生じ、髪がごっそり抜け落ちていく様子を目の当たりにして、なんとも言えない恐怖感、悲しさも経験されました。

その化学療法がようやく終わり一段落がついたところで、吉岡さんは気持ちも平穏な方向に向かうと期待しました。しかし実際は異なり、不安が膨れ上がり、夜も眠れない状況が続いたのです。困り果てた吉岡さんは、私の外来を受診されました。

吉岡さんに現在の心境について尋ねたところ、次のように話されました。

「大変な一連の治療が終わってほっとするかと思ったら、むしろ精神的にとても落ち着かないんです。頭が少し痛いと、脳に転移があるのではないかと心配になるし、腰が少し重いと骨に転移があるのではないかと、いつもなら気に留めない体の些細《ささい》な変化が気になってしょうがないんです。

ときにどうしようもない不安感に襲われて、いてもたってもいられない気分になります。この気持ちと、どのように向き合ったらよいのでしょうか？」

実際のところ、吉岡さんのように治療中よりも治療後のほうが不安を感じる人はとても多いのです。治療中は身体的には負担が大きいですが、病気を治すという目標があり、そこに向かってやるべきことが具体的にあります。

治療によって目に見えるがんはなくなっても、がん細胞が体のどこかに潜んでいる可能性は残ります。そのため治療が終わると今度は、「がん細胞がまた出てきたらどうしよう」と、再発への不安を感じながら患者さんはすごします。再発はがんが全身に広がっている場合が多く、根治が難しい状況になりますから、再発の不安に苦しむのも無理のないことです。

私は吉岡さんに、再発を心配するあまり、不安な気持ちに圧倒される方はたくさんいること、時間がたつとともに気持ちはだんだん落ち着いていくという見通しを伝えました。また、「気持ちとの向き合い方については、きちんとサポートしますから」と言うと、少しほっとされているようでした。

気持ちとの向き合い方について、まずどのようにしたらよいのか、次のように吉岡さんにお話ししました。

「吉岡さんは、ご自身のがんが一般的にはどれぐらいの再発率が予想されるのか、ご存じですか」

「さあ、そのことはおそらく聞かなかったと思います。治療を受けるために必死でしたから、ほかのことに目を向ける余裕はありませんでした。それに、再発率について聞くのは怖い気もします」

「たしかに怖いですよね。ただ、不安という感情は情報がないほうが強くなります。再発率について高い数字を言われるとショックを受けるでしょうが、情報がないと5パーセントか70パーセントかも見当がつかず、心構えが難しいものです。それに情報がないと、脳はその部分を悪い方向の情報で埋める傾向があるので、悲観的になりがちです。たとえ厳しいことでも知っておいたほうが精神的にも良い効果があると、一般的には考えられています。精神的にパニックが生じて過呼吸になるとか、極端な精神状態でなければ、まずはご自身の病気についての情報はなるべく知っておいたほうがいいのではないでしょうか」

「言われてみれば現状をどうとらえたらよいかわからず、疑心暗鬼になるところがありました。今度主治医の先生に聞いてみます」

「そのときに、聞いていただきたいことがあります。どの程度再発リスクがあると見込まれるのか、再発を予防するために自分ができることはないかということです。リスクを正しく把握し、自分でできる工夫をするのは大切ですから」

「たしかにそうですね」

正確な情報を得る

ここまでの吉岡さんと私のやりとりについて少し説明します。

まず私は、がんの再発への不安に支配されて苦しんでいる吉岡さんに対して、これは多くの人が体験している状態であり、だんだんと落ち着いていくものだという見通しを伝えました。不安を味方にする3つのステップの①正確な情報を得る、②できる対処を行う、に導こうとしたからです。

原始時代に適応していた人間の脳は、脅威を感じたときに情報が少ないと、その部分を実際よりも悲観的な情報で埋める傾向があります。たとえば、暗闇を歩いていて木の陰からカサカサという音が聞こえてくると、そこに何かが隠れているのではないかと想像して不安になる人もいるでしょう。明るいときに同じ場所を歩いたら枝同士がこすれる音だとわかり、拍子抜けするかもしれません。

懸念に対する情報があれば、なるべく知っておくほうがいいのです。病気の情報を聞くのは怖いかもしれませんが、知らないままではいっそう不安が募ります。

コロナ禍では、「正しく恐れる」という言葉が広まりました。これも同じ意味合いです。情報がないと、現実的ではない考えや妄想にとらわれがちです。感染の不安で家からまったく出られなくなった患者さんを診察する機会が何度もありました。話を聞くと、近くにいるだれもがウイルスをもっているように思えて、怖くて歩けないと言います。警鐘を鳴らすような報道をマスコミが日々していたことも、不安に拍車をかけたのかもしれません。

コロナを恐れている患者さんには、次のように具体的な情報を伝えるようにしました。

「今日報告された東京都の感染者数は12人（２０２０年６月９日）です。東京都の人口からすれば、１日あたりの感染者はおよそ１００万人に１人。普通の人より気をつけているのですから、感染リスクはさらに低いでしょう。それにこの情報から推測すると、感染力のある人は報告していない人を含めても５万人に１人ぐらいではないでしょうか。おっしゃるように、近くにいるだれもがウイルスをもっているイメージを事実と照らし合わせてみるとどう感じますか？」

この説明を聞いて、「そう言われると拍子抜けします。過剰に心配していましたね」と、安心する患者さんもいました。

がん、新型コロナウイルス感染症の例をもとにお話ししましたが、これらはすべての不安に共通する考え方です。不確実なことがあればあるほど不安になるので、可能なかぎり正確な情報を得て、状況の認識に努めましょう。

すべてについて情報があるわけではありません。その場合、「全体的なイメージはつかめたけれど、この部分は情報がないからわからない」など、不確実な部分も含めて俯瞰《ふかん》的に状況を認識すると、少し落ち着きます。

ただ現代は情報にあふれているので、どこから正しい情報を得るか、あるいは誤った情報を見分けるにはどうしたらいいかなど注意も必要です。自分で一次情報（感染者数のような具体的なデータ）を読み解けない場合は、専門家の意見を聞いたり、公的機関の発表など信頼度が高くわかりやすい情報を参考にするといいでしょう。

できる対処を行う

正確な情報を得て状況の全体像が見えてきたら、次に行うべきは自分ができる適切な対処をすることです。不安という感情を発揮したほうが自分にとって良い方向に物事を運びうるので、不安を味方につけます。

あえて不安を強く感じるようにすると、適切な対処をしようと自然に意識がはたらきます。危機を避けるために、より真剣に物事に取り組むようになるからです。

自分ができる対処の例をあげると、新型コロナウイルス感染症への対策なら手洗いをしてマスクをする、感染リスクが高い場所には近づかない、ワクチンを接種する、などです。

入学試験に合格するだろうかという不安に対しては、確実ではありませんが試験対策の勉強によって不合格のリスクを減らすことができます。

対処を行うことで、リスクがほぼなくなる場合もあります。宝石店が商品を大量に盗まれたら大損害を被って経営に影響が出るかもしれませんが、盗難保険をかけておけば、経済的なリスクは回避できます。

一方で、自分が行える対処が限られる場合もあります。がんの治療は、一般的にその傾向があります。乳がんに罹患した吉岡さんは、標準治療〔科学的に検証を受け、治療のなかでもっとも効果が高いと証明された治療法〕を受けることで、がんが完治する確率をかなり高めました。

けれど、いったん標準治療を行ったあとは自分でできることが限られます。極端な不摂生は良くないですが、おおむね普段と変わらない生活を送り、結果を待つしかありません。

自分でリスクをコントロールできないのはつらいものです。それでも、「自分でできることはすべてやった」と認識するのは大切です。確認しないと、「やり残したことがあるんじゃないだろうか、まだ何かできるのではないか」と考えて、心配になります。

「人事を尽くして天命を待つ」という言葉がありますが、最善の対処をしたと納得できれば、不安を味方にするステップの③不安を手放す、へと進めるのです。不安の手放し方については、第2章で考えていきます。

第2章

不安を手放す

「味方にする」から「手放す」へ

考えうる対策をすべて行ったら、それ以上不安にとらわれていても意味がありません。「こうなったらどうしよう」と考えてもつらいだけです。自分で対処できない不安は「手放す」ほうがいいのです。手放すにはコツが必要なので、これからお伝えします。

不安を手放すためにできることは、ふたつあります。ひとつは、不安のもととなる心配事にこころが支配されないような工夫です。もうひとつは、「もし心配事が起きても、自分は向き合っていける」というイメージをもつことです。

まず、心配事にこころが支配されないためにはどうしたらいいか、第1章のがん患者さんとの対話を続けます。

心配事にこころが支配されないようにする

前述の吉岡智子さんは乳がんの手術と化学療法を終えたところで、目に見えるがんはすべて取り除くことができましたが、今後再発しないかという強い不安に苦しんでいました。前回の診察で、私は吉岡さんに対して、どの程度再発リスクがあると見込まれるのか、再発を予防するために自分ができることはないか、主治医に確認するようアドバイスしました。

情報が少ないと疑心暗鬼になるので、リスクを知っておくことで不安が減じます。さらに、自分ができることはすべてやったという納得感があれば、やり残したことはないだろうかという焦りからも解放されます。

今回吉岡さんは、次のような話をされました。

「前回いただいたアドバイスをもとに、主治医の先生に予測される再発率を尋ねてみました。聞くのも怖かったので、とても勇気がいりました」

「よくがんばりましたね。それで、どうでしたか」

「再発率は2割程度とのことでした。不安は残りますが、もっと高い数字を言われたらどうしようと心配していたので、その点では少しほっとしました」

「それはよかったですね。もうひとつ、現時点で吉岡さんにできることがあるかについてはどうだったでしょう？」

「聞いてみましたが、現時点でできることはほとんどないそうです。私の場合は再発予防の化学療法を終えていますし、ホルモン療法などは私のがんには効果がないので、さらに行う治療もないようでした」

「日常生活に必要な工夫もないのでしょうか」

「そういったこともほとんどありません。極端な不摂生で体重がぐっと増えるのは良くないそうですが、あまり神経質になりすぎず、普通の生活をしていいとのことでした。生活の制限がないのはうれしい一方で、自分でできることがないのは残念です」

「でも、できることはすべてやったと確認できたのはよかったのではないですか？」

「たしかにそうです。ただ、これから〝再発する2割に入ったらどうしよう〟という不安と向き合わなければなりません。半年に1回の検査を受けるたびに、不安と恐怖でいっぱいになりそうです」

「2割の確率なら、逆に言えば5人に4人は再発しないとなりますが、一方で2割という数字も無視はできませんね。その不安との向き合い方を一緒に考えましょう」

考えないようにするのは逆効果

「吉岡さんが、不安と向き合うためにできる工夫は何かあるでしょうか」

「病気のことはなるべく考えないようにしているのですが」

「考えないようにするやり方はうまくいっていますか」

「あまりうまくいっていません。考えないようにしようとしても、不安な気持ちでいっぱいになってしまうこともあります」

「意外かもしれませんが、考えないようにするのは役に立たないどころか、むしろ有害だと心理学の実験でも示されているんですよ。有名な〝シロクマ実験〟[1]をもとに説明しましょう。


この実験では、参加した被験者を３つのグループに分けて、シロクマの１日を追った同じ映像を見てもらいます。その後、各グループに次のような指示を出します。

・シロクマのことを覚えておく。
・シロクマのことは考えても考えなくてもいい。

・シロクマのことは絶対に考えない。

どのグループが、いちばんシロクマのことを覚えていたと思いますか？」

「これまでの話の流れだと、〝絶対に考えない〟という指示があったグループでしょうか」

「そのとおり。考えないようにすればするほど、かえってそのことが頭から離れなくなるという逆説的な現象が起きてしまうのです」

この実験を行った心理学者ダニエル・ウェグナーは、結果をもとに「皮肉過程理論」を提唱しました。その理論によると、「考えないように」との指令を脳に与えると、「考えないように」する対象を同定（対象が何であるかを判定すること）しようと、脳は意識します。すると、かえってその対象について考えてしまうという皮肉な結果となるのです。

行動を変えることで不安を小さくできる

がんなどの病気に限らず、こころに心配事があるとき、「そのことを考えないようにする」のは一般的に逆効果とされます。吉岡さんとの対話を続けながら見ていきましょう。

「考えないようにする以外に、どんな方法があるんでしょうか」

「不安や悲しみなどの感情を直接コントロールするのは難しいですが、〝行動を変えることで、感情を変える〟という方法があります」

「行動を変えることで感情を変える!?」

「認知行動療法という科学的に有効性が示されたカウンセリング法のひとつで、比較的手軽に取り組めるものです」

「認知行動療法という言葉は聞いたことがあります」

「認知とは、現実の受け取り方や考え方を指します。ストレスを感じると悲観的に考えがちになります。認知行動療法では認知や行動にはたらきかけて、こころのストレスを軽くします。

多くの患者さんは、病気について心配事があっても、友人とおしゃべりしているあいだは気がまぎれると言います。一方で、ひとりでいるときにネットで病気について悪いことが書かれているのを見ると不安が強まるようです。

〝不安でいっぱいです〟と言う患者さんにくわしく話を聞いてみると、不安の程度は1日のなかでも高くなったり低くなったりしていて、その程度は行動の内容に大きく影響を受けています。きっと吉岡さんもそうだと思いますよ」

「そうでしょうか」

「私は〝不安日記〟と呼んでいますが、正式には週間活動記録表（42ページ）というものがあります。試しにつけてみませんか？　1日の行動と、そのときの不安の程度を0～100％（もっとも強い不安→100％、不安がまったくない→0％）でつけてみてください。たとえば、8時に〝起床〟と記入し、そのときの不安の程度を書きます」

「1週間も記録するのは大変そうですね」

「難しければできる範囲で、たとえば2日だけでもいいですよ」

「2日間だけなら、なんとかできそうです」

不安日記で見えてくること

1週間後の診察の際に、吉岡さんはご自身の不安日記（週間活動記録表）を見せてくれました。

43ページの不安日記は、吉岡さんの記録を一部抜粋したものです。

「活動記録をつけてみて、いかがでしたか？」

「めんどくさがり屋の私には取りかかるのに抵抗がありましたが、やってみたら意外と面白く、それに記録をつけてわかったことがありました。

まず、先生がほかの患者さんもそうだとおっしゃっていましたが、私もインターネットでがん患者さんのブログを見ているあいだは、かなり不安になっていました。ブログの患者さんの病状が思わしくなくて、更新が途切れたりすると、自分も厳しい状況になるのではないかと想像して不安になります。また、土曜日はブログを見たあとで散歩に行って気持ちを切り替えられましたが、日曜日は何もしないでいたら、不安な思いが続いて苦しかったです」

「インターネットを見るのをやめて、さらに何もしない時間を減らしたら、比較的穏やかな時間を過ごせませんか」

「そう思います。ただそれでもふと心配になって、病気のことが頭から離れなくなってしまう状態はありそうです。そんなときに何かいい方法はあるでしょうか」

週間活動記録表

年　月　日　氏名：

各欄に①活動を書き、②そのときの不安の程度をそれぞれ0～100%で書き込みましょう。

	月曜日	火曜日	水曜日	木曜日	金曜日	土曜日	日曜日
午前6～7時	(　%)	(　%)	(　%)	(　%)	(　%)	(　%)	(　%)
午前7～8時	(　%)	(　%)	(　%)	(　%)	(　%)	(　%)	(　%)
午前8～9時	(　%)	(　%)	(　%)	(　%)	(　%)	(　%)	(　%)
午前9～10時	(　%)	(　%)	(　%)	(　%)	(　%)	(　%)	(　%)
午前10～11時	(　%)	(　%)	(　%)	(　%)	(　%)	(　%)	(　%)
午前11～12時	(　%)	(　%)	(　%)	(　%)	(　%)	(　%)	(　%)
午後0時～1時	(　%)	(　%)	(　%)	(　%)	(　%)	(　%)	(　%)
午後1時～2時	(　%)	(　%)	(　%)	(　%)	(　%)	(　%)	(　%)
午後2時～3時	(　%)	(　%)	(　%)	(　%)	(　%)	(　%)	(　%)
午後3時～4時	(　%)	(　%)	(　%)	(　%)	(　%)	(　%)	(　%)
午後4時～5時	(　%)	(　%)	(　%)	(　%)	(　%)	(　%)	(　%)
午後5時～6時	(　%)	(　%)	(　%)	(　%)	(　%)	(　%)	(　%)
午後6時～7時	(　%)	(　%)	(　%)	(　%)	(　%)	(　%)	(　%)
午後7時～8時	(　%)	(　%)	(　%)	(　%)	(　%)	(　%)	(　%)
午後8時～9時	(　%)	(　%)	(　%)	(　%)	(　%)	(　%)	(　%)
午後9時～10時	(　%)	(　%)	(　%)	(　%)	(　%)	(　%)	(　%)
午後10時～11時	(　%)	(　%)	(　%)	(　%)	(　%)	(　%)	(　%)
午後11時～12時	(　%)	(　%)	(　%)	(　%)	(　%)	(　%)	(　%)
午前0時～1時	(　%)	(　%)	(　%)	(　%)	(　%)	(　%)	(　%)

認知行動療法研修開発センター・大野裕氏提供

「不安日記」の例

	土曜日	日曜日
午後2時〜3時	インターネット（80%）	インターネット（80%）
午後3時〜4時	散歩（40%）	何もしない（80%）
午後4時〜5時	友人と電話（30%）	買い物（40%）
午後5時〜6時	夕食の準備（30%）	夕食の準備（30%）

吉岡さんの記録を一部抜粋

ありのままに目を向ける

不安が高まる行動をやめても心配事が頭から離れないとき、どうしたらいいのでしょうか。その答えは、「マインドフルネス」という考え方にあると私は思います。

マインドフルネスは経験や先入観にとらわれず、「過去や未来ではなく、いまこの瞬間に起こっていることに集中する」状態を指します。マインドフルネスを実践すると、脳の疲れがやわらぎ、集中力や幸福感などが高まることから、多くの人が興味をもつようになりました。生産性やストレス耐性の向上もあり、ビジネスの領域でも注目されています。欧米で発展を遂げたマインドフルネスですが、東洋の瞑想《めいそう》にルーツがあります。

不安を手放したいとき、マインドフルネスがどのように役立つのか、私は次のように吉岡さんにお伝えしました。

「マインドフルネスという言葉は聞いたことがありますが、どんなことを意味するのでしょうか」

「たとえば、美しい自然のなかをお父さんと小さな女の子が歩いていて、女の子の頭のなかには目の前の景色がそのまま浮かんでいるとします。これは、こころが満たされた状態です。

一方で、一緒に歩いているお父さんは仕事のことなどで頭がいっぱいで、翌日の会議がうまくいくかどうかが気になって、目の前の美しい景色を感じるゆとりがありません」

「それでは自然のなかにいても、こころは安らぎませんね」

「マインドフルネスとは、いま起きているひとつひとつのことに身体の五感を意識して集中することなんです。〝こころが満たされている（マインドフル）〟状態は、〝頭がいっぱい（マインド・フル）〟の状態とは異なります。

人間のこころは移ろいやすく、目の前のことから離れ、未来や過去について考えがちで

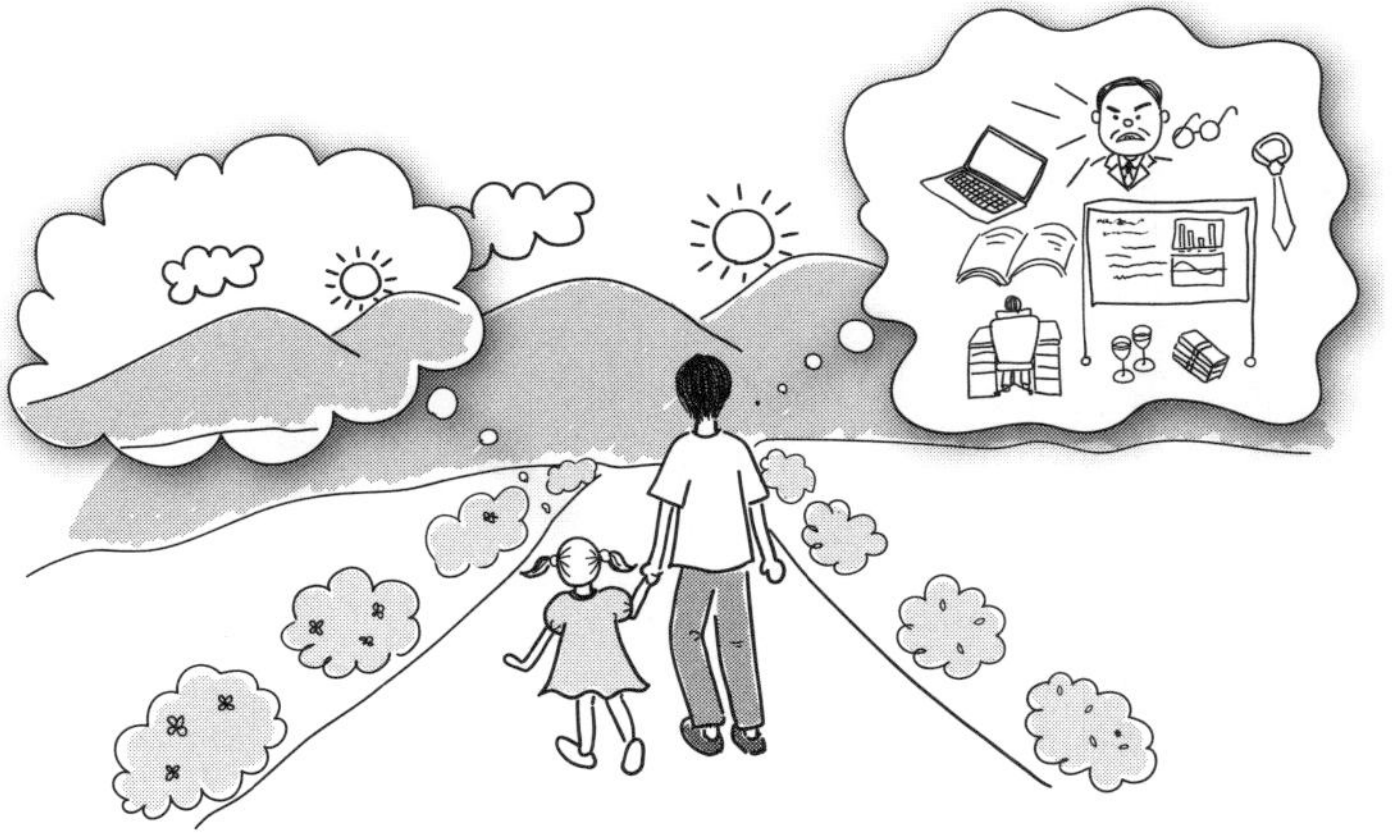

す。けれど未来について考えれば不安になり、過去の失敗に目を向けると気持ちが落ち込みます」

「目の前のことに集中する――当然にも思えますが、簡単でない場合も多いのですね」

「心理学の研究を通して、自分が何にとらわれているかを意識して取り組めば、マインドフルネスを高められるとわかっています。

　私自身もマインドフルネスに取り組んだ経験があるのですが、そのときも大切なことを学んだ実感がありました。ごはんを食べるときはその味や舌ざわり、のど越しをしっかり味わう。自然のなかでは、景色を見るだけでなく風の心地よさや大地の香りを受け止める……。いまこの瞬間に集中するのは不安への対処にとどまらず、人生を豊かに生きることにつながるのではないでしょうか」

「具体的にはどうしたら習熟できるのでしょうか」

「いちばん簡単な方法は、深呼吸をすることです。その際に、おなかの皮膚の動きに意識を向けます。あるいは、鼻で呼吸をして、吸っているときの空気は冷たく、吐《は》くときの息は温かくなっていることに注意を向けてもいいでしょう。こうすると、不安にうつろっている気持ちを、いったん取り戻すことができます。

そのほか、マインドフルネス・ストレス低減法やマインドフルネス認知療法といった理論が科学的にも検証されていますので、これらに基づいたグループ・レッスンに参加したり、書籍や動画などをもとに自分で取り組んだりもできます。ただ、非科学的な内容を含んだものもあるので、注意も必要です」

「自分でも少し調べてみます」

最悪の事態が起きてもこころは大丈夫

ここまで、不安や心配事との距離のとり方について説明してきました。ただ、どれだけ距離をおいても、「万一最悪の事態が起きたらどうしよう」という不安が頭をよぎることまでではなくせません。

この不安については、「恐れている出来事が起きたとしても大丈夫。そのときには自分のこころは落ち着いている」という心構えをもつことで対処できます。

よく、「不安の9割は起こらない」と言われます。これは根拠となる実験があり、人が抱いた心配のうち85パーセントは実際には起こらなかったというものです。さらにこの実験で着目すべき点は、もしその心配事が実際に起きても、それを体験した人の79パーセントは「このことは対処できる」と思えたのです。

つまり、心配事のほとんどは起きないし、たとえ生じても、ほとんどの場合はなんとかなるということです〔2〕。

このデータは身のまわりの物事に照らし合わせてもあてはまります。老後の資金を心配する人はたくさんいます。しかし、実際に高齢者になってから経済的問題から精神的に追いつめられる人は少ないように思います。

統計によると、後期高齢者の自殺の原因は健康問題が多い一方で、経済的な問題の割合は、かなり低いことが報告されています（２０１９年「後期高齢者層における自殺をめぐる状況」。警察庁「自殺統計」より厚生労働省自殺対策推進室作成）。その統計では、原因が特定できた自殺者2612人のうち、経済・生活問題が原因だったのは174人で、約7パーセントです。

また、私はがん患者さんを対象とした臨床のほかに、一般診療をメンタル・クリニックで行っています。そのクリニックは、とくに裕福なエリアにあるわけではありませんが、来院される高齢の患者さんが生活の苦しさについて相談されるケースはほとんどありません。不眠だったり、近所づきあいのわずらわしさなどが診療時の話題になったりしますが、おおむね淡々とされており、若い人たちよりも診察時間は短く終わる傾向があります。

若い人の例をあげると、受験のときは、希望の学校に受かるかどうか不安になります。不合格となり、そのことを受け入れられずに何年も気持ちを引きずる場合もありますが、切り替えて新たなスタートを切ろうと考えるほうが多いのではないでしょうか。仕事や日常においても、期待どおりの結果でなくても、多くの場合はその事実を受け止めて次に進むでしょう。

こころは次の心配事を探す

受験の失敗や老後への不安は「最悪の事態」とはちがうと思うかもしれませんが、自分の生命に関する深刻な出来事、たとえばがんのような病気と向き合っている患者さんにも、このこころのあり方はあてはまります。

吉岡さんのように治療が終わったあとに再発の心配をする患者さんの多くは、罹患する前は「がんになったらどうしよう」との不安をもっていたはずです。けれど私がはじめてお会いしたとき、吉岡さんは自分ががんになったことに対して、「なってしまったものはしょうがない」と、すでに受け入れていました。

では、がんにかかったことは受け入れたものの、治療後に再発の不安に支配されている人が実際に再発するとどうなるでしょうか？

もちろん直後の落胆は大きいですが、再発に対する不安でいっぱいだったときに比べて、むしろ不安は落ち着いたという人のほうが多いのです。再発してしばらくたつと、その事実を多くは受け入れていきます。ここでは簡単に「受け入れる」と述べておきますが、詳しくは116ページの「心的外傷後成長によるこころの道筋」で説明します。

受け入れたあとも続きがあります。こころは、そのまま落ち着くわけではありません。しばらくすると、「この治療が効かなくなったらどうしよう」「死んでしまったらどうしよう」といった、さらに先の心配が始まるのです。

健康なときは「がんになったらどうしよう」、がんになったら「再発したらどうしよう」、再発したら「死んだらどうしよう」と、つねに先々の不安に目を向けます。不安な気持ちが膨らむと、不確実な部分を最悪の想定で埋め尽くしてネガティブな考えにとらわれるので、そのときの心配事はとてつもなく恐ろしいことに思えるのかもしれません。

けれど恐れていたことが現実に起きた場合、直後は大きなショックを受けても、やがて「なってしまったものはしょうがない」と、意外と受け入れられるものです。

このように、次々に将来に対する不安が出現する理由は、人間の脳の性質によります。前にもふれましたが、人間の脳の構造は基本的に石器時代と変わらないと考えられています。石器時代の危険に比べれば、現代人が向き合う心配事は身体的には安全なものがほとんどですが、脳は強い警告を発するため、現代でも不安にとらわれる傾向があります。

そうならないためには、健康、仕事や勉強、人間関係など心配事で不安が生じる際に、「これは脳からの過剰なアラームだ。もし心配事がほんとうに起こっても、そのときはなんとかなっているだろう」と、俯瞰して考えるといいでしょう。

不安や恐れを手放すイメージについて、私の場合は次のような感じです。じつは私もけっこう心配性で、さまざまな心配事が浮かび、体中が緊張して何も手につかなくなることがあります。

たとえば、大事なプレゼンテーション、大切なステークホルダー（利害関係者）との意見交換など。まさにそのとき、「ああ、またいつものパターンだな」と一息つき、俯瞰的な思考をはたらかせるようにします。そして、「プレゼンテーションがなんだ。ステークホルダーがなんだ。最悪の結果になっても、自分の人生はおおむね変わらず続いていく」と思うようにします。そうすると冷静になり、鳴り響いていたアラームの音が小さくなるのです。

先日は、親族が卵巣がんを疑われて精密検査を受けることになりました。そういうときは最悪の事態を想像して、「大変なことになったらどうしよう」と、私のなかで警告のアラームが鳴り響き、こころは焦燥感でいっぱいになります。

その際も、「簡単なことではないだろう。でも、みんなその現実と向き合っているんだ。そのときは覚悟を決めてやっていくしかないだろう」と自分に言い聞かせて、こころを落ち着かせました。

いま恐れていることは、現実になればそれほど怖くないのです。安心して、不安を手放してください。

注

［1］Wegner, Daniel M., et. al. Paradoxical effects of thought suppression, *Journal of Personality and Social Psychology*, Vol 53(1), 1987 July, 5-13.

［2］Robert L. Leahy, *The Worry Cure: Stop worrying and start living*, Piatkus, 2012.（ロバート・L・リーヒ『不安な心の癒し方――あなたの悩みを解消する7つの認知療法』八木由里子訳、アスペクト）

第3章
こころの痛みをなくす

これまで、アップデートされていない脳の構造から私たちが感じる不安には過剰な傾向があること、もし心配事が起きてもこころはその事態に向き合えるので安心して不安を手放していいことについてお伝えしてきました。

とはいっても死んだら終わりであり、死に対する強い不安を「安心して手放す」ことなどできないと思うかもしれません。

この章では、ある意味究極の問題とも言える、死にまつわる不安との向き合い方について見ていきます。

死にまつわる3つの不安

多くの人は自らが死ぬことを恐れ、不安を感じます。その理由は心理学において研究されており、大別すると3つに分類されます。

死にまつわる３つの不安

1　死にいたるまでの肉体的な苦しみに対する不安

・最後はどんなふうに苦しむのだろうか？
・がんによる痛みはつらいのだろうか？

2　自分が死ぬことで生じる不都合への不安

・まだ子供が小さいので、子供の将来が心配
・高齢の両親が悲しむだろうし、その世話はどうするのか？
・いま取り組んでいる仕事が未完で終わってしまう

3　自分が消滅することに対する不安

・死後の世界は？
・自分が消滅するとはどういうことか？

ひとつめは、死そのものではなく、「死にいたるまでの肉体的な苦しみに対する不安」です。がんの場合なら、患者さんの多くは病気が進行したときの肉体的な苦痛を心配します。死にまつわる３つの不安のなかで、肉体的な苦しみに対する不安がもっとも多いということは、さまざまな研究で示されています[1]。

ふたつめは、「自分が死ぬことで生じる不都合への不安」です。

残される家族がどうなるかという心配、大切な人との別れによるさびしさや悲しさ、責任をもって取り組んでいる仕事が中途半端になることへの懸念……。内容は人それぞれですが、どれも死後について考えたときに起きる不安です。

そして３つめが、「自分が消滅することに対

する不安」です。

人間の脳は、死（消滅）を予感させるものを認識したときに、強い恐怖を感じるようにできています。たとえば、つかまるものもない断崖絶壁に立ったら、私なら恐怖でその場にへたり込んでしまうでしょう。このような脳の認識能力は、危険を回避し、人類が生き残るために役立ってきたと考えられています。

一方で、人間の脳は学習能力により、すべての動物が死にいたることを理解しており、自分自身にも必ず死がやってくることもわかっています。強い恐怖の対象である死が、いずれ自分にも訪れるという現実認識が、大いなる葛藤をもたらすのです。

死にいたるまでの苦痛への対処

がんには死に対する不安が必ず生じるため、「死ぬのが怖いです」といった心情を吐露する患者さんがいます。死に関する話題を避け、「そんなことを心配する段階ではないですよ」とはぐらかす医療者もいますが、あいまいにしておくほうが患者さんの不安が強くなります。私は患者さんから「死ぬのが怖いです」と言われたら、「○○さんは、死に関してどのようなことを恐れているのでしょうか？」と尋ねます。そうすると、前述した3

つの不安のいずれかが出てくるので、そのことへの対話を心がけています。

3つの不安にはそれぞれ対処法があります。最初は「死にいたるまでの肉体的な苦しみに対する不安」についてです。いま健康でも、将来病気になって苦しむのではないかという不安が、頭をよぎる人は多いでしょう。がん患者の吉田信二さん（仮名・58歳男性）との対話をもとに、そのような心配に対する心構えについてお伝えします。

吉田さんは化学療法を定期的に受けながら、私の外来に通っています。ある日の診察時、「体調は安定して仕事や趣味の時間をもつことができ、元気に過ごしています」と穏やかな表情で話されました。しかし、その後少し表情が曇《くも》り、「死にいたるまでに痛みで苦しむのではないか？　そう考えると眠れないぐらい不安になるときがあります」と話されました。

がんによる療養生活と聞いて、みなさんはどのようなイメージをもつでしょうか。メディアの一部が「壮絶な闘病生活」と取り上げることもあり、苦しみに満ちた生活を想像するかもしれません。メディアは多くの人をひきつけるために過激な表現を使う傾向があるのでは、と個人的に感じます。病気と無縁と思えれば気にならないかもしれませんが、病気と向き合っている人には強い不安を与えるので、療養生活の描写について考えてほしいと思います。

私が実際の診察現場で感じるものは、報道される過激なイメージとは異なり、もっと穏やかなものです。患者さんと、ご家族や友人、医療者とのあいだには温かい人間的な交流があり、病棟では笑顔が見られ、笑い声が聞こえることもあります。さまざまな苦悩はもちろんありますが、必ずしも暗いものばかりではないのです。

苦痛から逃れる手段はある

死にいたるまで苦しむのではないかという吉田さんの不安について、私は次のように伝えました。


「がんの終末期に肉体的な苦痛が続くことが多くあった時代とは、いまはだいぶ状況が違います。それでも〝怖い〟イメージは消えないかもしれませんが、がんに伴う苦痛の内容や程度、対処法を正しく理解し、過剰に恐れないことが大切です。

具体的なデータもあります。以前、がん患者さんの遺族を対象として行われた調査では、〝ひどい〟〝とてもひどい〟という強い痛みを感じていたと遺族が回答した割合は、28・7

パーセントでした[2]。遺族の回答によれば、７割の方は生活に支障があるような痛みを感じていません。一方で、３割近くの確率はそれなりですので、この回答で安心はできないでしょう。

ただ、この強い痛みを感じたという28・7パーセントのなかには、痛みを訴えられなかったり、対応してもらえる医療につながらなかったりしたケースもあると考えられます。つらいときに、体の苦痛をやわらげてくれる緩和ケアの専門医とあらかじめ連携をとっておくと、苦しむ可能性をかなり下げられると思います。

実際、全国の緩和ケア病棟に入院した患者さんを対象とした調査では、中程度から強い痛みを感じている患者さんの割合は、非小細胞肺がんで34パーセント↓7パーセント、大腸がんで39パーセント↓19パーセント、乳がんで23パーセント↓7パーセントと、入院時より、入院して治療を受けたあとのほうが減っています[3]。

この調査結果をどうとらえるかは人それぞれです。対策をとればまず大丈夫と思うかもしれませんし、痛みを感じる割合が0ではないかぎり安心できないと感じる人もいるでしょう。

専門家でもやわらげることが難しい痛みが生じた場合でも対策はあります。〝苦痛緩和のための鎮静〟と言いますが、麻酔薬を使用して眠る状態をつくり、苦しみを感じなくする方法をとることです。それを行うかどうかは患者さんの希望しだいですが、少なくとも、〝耐えがたい体の苦痛から逃れるなんらかの手段はある〟ということはお伝えできます」

説明を聞くと、吉田さんは次のように言いました。「現実の姿や具体的な対処法を知って少し安心しました。これで大丈夫とはまだ思えませんが、苦しいときには体の苦痛をやわらげる医療を受けられるように考えます」

がん医療に限らず、最近は苦痛緩和という考え方がほかの疾患にも広まり、心疾患や脳血管障害などの治療においても積極的に苦しみをやわらげるための視点がもたれるようになりました。以前の医療は救命や延命に力点がおかれていましたが、いまは病気と向き合いながら豊かな日々を過ごすために生活の質を重視するようになったのです。

がんの苦痛をやわらげる医療現場の実情を知り、苦痛から逃れる手段があることをみなさんにも理解していただけたらと願います。

安楽死の議論

肉体的な苦しみに対する不安と関連して、安楽死をめぐる議論にも少しふれたいと思います。

さまざまな疾患で苦痛緩和の技術が進歩しても、死にいたる過程における苦しみへの不安は完全に払拭《ふっしょく》されていません。

この不安に対して、より積極的に人間が苦痛をコントロールするために考え出した手段が安楽死や自殺幇助《ほうじょ》です。医師が患者に致死薬を投与する行為が安楽死、医療従事者が処方した致死薬を患者が自ら摂取する行為が自殺幇助にあたります。

安楽死や自殺幇助は、オランダやスイスなど本人の意思を尊重する国で行われる傾向があります。スイスでは、安楽死が行われていない国から訪れた患者が自殺幇助を受けるケースも見られます。

一方で、「命の終わりを人間が決めるのは良くない」という道徳観が強い国では、安楽死や自殺幇助が禁止される傾向にあります。

日本では、安楽死に関する問題の議論がまだ十分に行われていません。この難しい問題を避けようとしている風潮を感じることが多く、タブーとせずに議論をする必要があると私は思います。ただ、オランダの医師の報告などから、安楽死や自殺幇助が合法となると、ほかの手段（たとえば痛みであれば鎮痛薬の調整、こころの苦痛であればカウンセリングなど）でも苦痛が緩和しうる人に対して、安易に安楽死や自殺幇助が行われる恐れがあります。かたや、安楽死や自殺幇助が選びうる手段となれば、死にいたるまでの苦しみから逃れる確かな方法があるので、安心を感じる人もいるでしょう。

目をそむけたくなる課題をうやむやにすれば、うしろめたさや不安がこころに募ります。あらゆる心配事にあてはまりますが、向き合うことはそれ自体に痛みが伴っても、疑心暗鬼にならず正しく対処するためには必要な行為ではないでしょうか。

自分を認め、他人を信頼する

つづいて、死にまつわる3つの不安のうち、ふたつめの「自分が死ぬことで生じる不都合への不安」についてお話しします。

「自分が死ぬと、家族が経済的に困るのではないか」「恩人から引き継いだ仕事を達成できないまま死ぬことになってしまう」など、死を意識するといくつかの現実的な問題と向き合う必要が出てきます。

いざというときにうろたえないように、普段から自分がいなくなったあとのことを考えて、身のまわりのものを整理したり、大事なものを誰に残すかを考えたりするなど備えを怠《おこた》らないのも大切でしょう。

死後に自分にとって大事な人が困らないようにする。それは、「あなたたちのことを、これほど大切に思っていたんだよ」というメッセージでもあります。

けれど、どんなに準備をしたとしても間に合わず、対応できないこともあるでしょう。悔しくても、あきらめなければならない場合もあります。このようなときは現実を受け止めつつ、残される人を信頼するという課題と向き合う必要が出てきます。

この課題の背後には、自分を肯定するという別の課題があります。自分の人生を認められれば、残される人が歩むであろう人生も信頼できるのです。

私の外来を受診した松田里佳さん（仮名・58歳女性）は、卵巣がんの初期治療を受けてから2年たっていましたが、先日の定期検査で再発がわかりました。「私の病気はもう治らない。そのことが悔しくて、悲しくてしょうがないんです」と、涙ぐみながら言います。

がんが全身に転移して根治は難しく、がんの進行を食い止めることが治療目標となりました。がんが再発すると、自らの死を強く意識する患者さんは多く、心理的な衝撃は最初のがん告知より大きいとも言われます。

私は松田さんの感情が少しおさまるタイミングを待って、次のように質問しました。

「がんの再発でこころに衝撃を受ける方は多いですが、その事情はさまざまです。松田さんはどんなことを思って、悲しまれているのですか？」

「夫が心配なのです。自分はいいのですが、残される夫のことを考えると、いてもたってもいられない気持ちになります」

夫の浩二さん（仮名）は松田さんより10歳上で、現在68歳。3年前に脳梗塞を発症し、左半身が不自由になりました。私は、浩二さんとのなれそめについてうかがいました。

「私は高校卒業後に就職しましたが、夫は最初に配属された部署の先輩でした。右も左もわからない私にイライラすることもなく、穏やかにサポートしてくれました。両親からもやさしくされた経験がなかったので、すぐに夫にひかれました。結婚して退職してからも、夫はずっと自分を守ってくれる存在でした。

3年前に夫が脳梗塞になってからは、今度は自分が夫を守る番だと、がんばってきました。それなのに少したってがんに罹患し、今回再発もわかってしまった。夫に申し訳なくて。どうして私の人生はうまくいかないのでしょうか」

私は、「自分の人生はうまくいかない」という松田さんの言葉が気になりました。どんなに大変な人生であっても「波乱万丈のなか精一杯生きてきた」と肯定的な人がいる一方で、華々しく見えても「自分の人生は取るに足らないものだ」と否定する人もいます。

第5章でお伝えしますが、これは自己肯定感（「自分は自分のままで良い」と思えること）が育《はぐく》まれているかどうかによって大きく左右されます。

私は「自分の人生はうまくいかないと思われるのはどうしてですか？」と尋ねるとともに、これまでの人生について聞きました。

松田さんは厳しい実母との折り合いが悪く、家庭の不和のなかで過ごしたそうです。「あなたは手を焼かせる」と言ってくる母親に反発しながら、その言葉は松田さんのこころに刺さりつづけ、「自分は周囲に迷惑をかけている」という罪の意識をもつようになりました。

やさしい浩二さんに出会ってから、はじめて日々の生活に安心感が生まれました。浩二さんの存在に救われる一方で、自分は面倒をかけて浩二さんの負担になっているという思いもずっとありました。その罪の意識は、かたちを変えながら松田さんのなかに存在しつづけたのです。

脳梗塞になった浩二さんを守りたいという気持ちには、そのような自責感の反動があるように私は思いました。

「松田さんは、小さい頃からとても苦労されてきたのですね。周囲に迷惑をかけたと自分を責めているようですが、その状況で幼い松田さんに何ができたでしょう？　そうせざるを得なかったのではないでしょうか」と、私は松田さんのこれまでの道のりをねぎらいました。

「そうでしょうか？　先生の言葉には救われますが、もっとやりようがあったのではないかと、どうしても思ってしまいます。夫に対する申し訳ない気持ちも消えません」と、松田さんは涙ぐみながら話しました。

私は松田さんに対して、浩二さんに感謝の気持ちと、申し訳ないという思いを率直に伝えることを提案しました。松田さんはこれまで本心を周囲に打ち明けるのが苦手だったので、最初はためらっていました。

「松田さんが黙っていると、浩二さんは心配するかもしれない。松田さんの気持ちを知ることで安心できるでしょうし、感謝を伝えられて悪く思う人はいないでしょう」

松田さんは少し考えたのち、「がんばって伝えてみます」と言いました。

次の診察のとき、松田さんの表情は晴れやかでした。勇気を出して気持ちを打ち明けたところ、こころからの感謝の言葉が浩二さんからもあったそうです。「きみの存在に、私の人生がどれだけ救われてきたかわからない。無邪気なきみは、自分の人生にどれほど光を与えてくれたか。ほんとうに感謝しているよ」という言葉に、松田さんは涙が止まらなかったと言います。

そのあとで浩二さんは冗談っぽく、こう言ったそうです。「あっちでいい男がいても、俺が行くまで待っててくれ。きみが待っていてくれると思ったら、介護を受けながらもう少しがんばれそうだよ」

「まだ、あっちに行くのには早いわ。こちらで楽しい時間をたくさん過ごしましょう」と、松田さんは答えたそうです。

松田さんは長いあいだできなかったふたつのこと、①自分を認める、②他人を信頼する、に取り組むことができました。このふたつは関連しており、自分の人生の道のりを肯定できれば、大切な人がこれから進むであろう道のりについても肯定的に考えられるのです。

自分を肯定することは、一般的なカウンセリングにおいても中心となる課題のひとつです。理解していても、自己否定のクセからなかなか抜け出せない人は多くいます。

一方で、松田さんのように死を意識した人は、短期間で課題を解決できることがあります。死を意識すると、「このまま自分の人生が終わっていいのか?」という問いが芽生えます。これが課題を解決するための強い原動力になるのだろう、と私は感じています。

自分が消滅することに対する不安

死にまつわる不安の3つめは、死そのものに対する不安、つまり「自分が消滅することに対する不安」です。

前に述べたように、強い恐怖の対象である死を避けられないことは、人間にとてつもなく大きな葛藤を生じさせます。この葛藤については、哲学者スティーヴン・ケイヴの著書『ケンブリッジ大学・人気哲学者の「不死」の講義』で詳しく取り上げられています[4]。また、この葛藤による苦しみが日常生活に影響するほど強い人もいて、その症状には「死《タナ》恐怖症《トフオビア》」という名称があります。

宗教的な価値観によって、死が恐怖の対象でない場合は多くあります。あの世の存在、あるいは輪《りん》廻《ね》転生《てんしょう》の概念を信じている人にとっても、死は終わりではなく新たな世界のはじまりでもあるため、葛藤を感じないかもしれません。

来世の存在はあるともないとも証明のしようがありません。死後どうなるかに対する考えはそれぞれで、これが正解というものはなく、その人の信念次第です。

個人的には、自分の意識や考えは脳の神経活動によって支えられており、死によって脳神経の活動が終了するとともに、自分の人生も終了すると思っています。私のように宗教的な価値観を信じていない場合は、別のやり方で「自らが将来必ず死を迎える」ことと向き合う必要があります。秦の始皇帝は不老不死の薬を求めましたが、これも「自らが将来必ず死を迎える」という葛藤から逃れようとしたひとつの例でしょう。

また、いまは不老不死を求める人のための人体冷凍保存があるそうです。現在の医療技術では治療が不可能な人体を冷凍保存して、未来に医療技術が発展していることに夢を託し、蘇生する技術が完成した時点で解凍、治療しようという考え方です。現在の技術では、人体に含まれる水分が冷凍されることで膨張し、細胞膜を破壊してしまうなど多くの問題がありますが、未来の技術なら解決できる可能性があるだろうとの期待があります。この方法を試すのはごく一部のようですし、個人的にも期待していません。

では、もっと多くの現代人が「自らが将来必ず死を迎える」という問題と向き合うためにとる方法は何か？　それは、「死を意識しないようにする」ことです。

死について理性的にとらえる

食事会で死に関する話題を避けるなど、いまの社会は死について考えないようにする傾向があります。

近年、「人生１００年時代」とよく耳にします。現状の平均寿命や健康寿命を考えると、少し話を盛りすぎではないかと思いますが、この言葉にも「死はまだ先だから、いまは考えなくていいよ」とのメッセージを感じます。

かつての私も、死について考えないようにしていたひとりでした。５歳ぐらいのとき、ある日ふと「自分もいつか死ぬんだ」と意識して、とてつもなく大きな恐怖を感じた記憶があります。私はすぐその考えを打ち消し、友達と遊びに行きました。それ以降がん医療に携わるようになるまでは、死について考えないようにしてきました。

しかし、いくら考えないようにしても、「自分が将来必ず死を迎える」という問題の解決にはなりません。自分にとって大切な人が亡くなったとき、自分が大きな病気になったとき、年をとったときなど、死を身近に意識するときがいずれやってくるからです。死を意識しない方法は、どこかで役に立たなくなるでしょう。

どうしたらよいのか私なりに考えた結論とは、死について理性的に考えるというものです。考察していくと、死は恐れなくてもいいとの答えが出ます。どういう考え方か、ある患者さんとのやりとりを通してお伝えします。

私の外来に、成田貴子さん（仮名・54歳女性）がいらっしゃいました。

成田さんは進行した胃がんが1年前に見つかって以来、何種類かの化学療法を受けてきましたが、徐々に病状が進んでいました。主治医からは「今回の化学療法が積極的な治療の選択肢としては最後になる」と伝えられており、最近、不安感が強まってきてどうしようもなくなるときがあるとのことでした。

成田さんは、次のように話されました。

「今回が最後の選択肢と言われてから、自分が死ぬことに対して強い不安を感じるようになりました。とくにひとりでいるときや薄暗くなってくると恐怖が襲ってきて、背筋が凍るような感覚があるんです。〝うわーっ！〟って叫びたくなるぐらいなのですが、なんとかならないでしょうか」

「それはかなりつらそうですね」

「私は昔から、自分が死ぬことや、この世からいなくなることを考えると、恐怖を感じる傾向がありました。がんになるまえは、死について考えないようにすることで対処できていました。けれど、いまの状況だとそういうわけにいかないんです。そして、どうしようもなくなるのです」

「成田さんの不安、恐怖には〝死恐怖症〟という名前もついており、程度の差はあれ、多くの人が感じることです。どんな悩みもこうやって打ち明けて、取り組んでいくことが解決の糸口になります」

「そうでしょうか」

「はい、そうです。それに自分の悩みを見ず知らずの他人に相談できることは、その人の強さだと思います。ある意味、全般的に人を信頼していないとできないでしょうから」

「正直、こんな内容で相談していいのかと思い、勇気がいりましたが、あまりに苦しかったので受診を決意しました」

「勇気を出してくださったおかげでお会いできて、私はうれしいです。それでは、成田さんの悩みについて一緒に考えていきましょう。まずお聞きしますが、成田さんは来世とか、輪廻転生とか、死後も自分自身の存在が永続すると信じていますか？」

「あまり考えたことはありませんでしたが、おそらく来世はないと感じています」

「それではその前提で、死に対する私の考えをお話ししようと思います。これはあくまでも理屈なので、成田さんの恐怖という感情にどれだけはたらきかけるかはわかりません。でも、とても参考になったという患者さんもいるので、お伝えしてみます」

「はい、ぜひ聞いてみたいです」

死への恐怖は「幻」なのか

成田さんのように死を身近に意識すると、不安感が急激に強まるのはよくあることです。漠然とした不安から、ストレスの対象が明確になって恐れが強くなると、より切迫感がある恐怖という感情が生じます。死に対する不安、恐怖にどのようにはたらきかけたらよいのか、成田さんとのやりとりを続けながら見ていきます。

「死に対する恐怖は、人間の脳がつくり出してきたものです。危険を避けるために有効な仕組みであり、人類の発展をもたらしました。けれど危険が迫ったときではなく、普段の生活でこの恐怖を感じると苦しむことになります。そういう方には、死への恐怖は〝幻〟を恐れているのと同じだと強調したいです」

「幻を恐れている？　どういうことでしょうか」

「たとえば暴力による肉体的な苦痛や精神的な屈辱による苦しみなど、非常に不快なことを恐れるのは合理的です。死はそれらとは性質が異なります。死んでいるときはすでに脳の認知機能が停止しており、死を認識できません。私たちが恐れるのは死の〝幻〟なのです」

「そうかもしれませんが、まだよくわかりません」

「睡眠も死と同様、意識を失います。多くのがん患者さんを看取った経験からも、死にいたるプロセスは眠りにつくときと似ていると、私は感じます。眠くなってきた感覚はあっても、実際に眠りについた瞬間を私は認識したことがありません。同様に、〝ああ、死にそうだ〟という感覚はわかるかもしれませんが、死そのものは感知できないでしょう。ですから、死んだ瞬間からいっさいの不快な体験はしないのです」

「不快な体験をしない点についてはそう思えますが、ほんとうでしょうか」

「死んだ人の話は聞けませんからね。経験者が〝まったく怖くないよ〟と言ってくれれば安心なのですが。ただ、死後になんらかの体験をするとしたら、生まれる前にもなんらかの体験があるのではないでしょうか？」

「生まれる前のことは、何も覚えていません」

「そうですよね。生前の自分と現在の自分が連続していないとしたら、死後の自分も連続していないだろう。そして、死そのものを体験することはないと主張したいのです。死後について心配する必要はなく、生まれてから死ぬまでの人生をいかに生きるかに集中すればいいのです」

脳のクセとうまく付き合う

とはいえ、実際に死を体験しなくても、死が「幻」だと思えないときもあるでしょう。意識がない状態がどういうものかを想像できず、理解できない怖さもありますので、死への恐怖が消えないのも無理はありません。最初から死への恐れを否定せず、客観的な視点をもつことが大切です。成田さんとの対話を続けます。

「先生がおっしゃることは理屈としてわかる気もしますが、死が怖いという思いは消えません」

「もちろんそうだと思います。あくまでも理屈として、死を迎えた以降に苦しむことはないとまずは理解していただければ十分です。死への恐れがすぐに消えなくても、否定的にとらえる必要もありません。先ほど、〝死に対する恐怖は、人間の脳がつくり出してきたもの〟と言いましたが、脳のクセによる恐怖だと俯瞰した視点をもつことが大切です。そして、脳のクセと上手に付き合っていく方法を模索していけばいいのです」

「脳のクセと上手に付き合うには、どうすればいいですか?」

「脳のクセがつくり出すのだと認識して、振り回されないようにすることです。恐怖を感じるたびに〝これは脳のクセがつくり出しているからだ〟と客観視できれば、恐怖が完全に消えなくても、暴走にはいたりません。そうやって、だんだん慣れていきます」

「こんな強い恐怖に慣れるものでしょうか」

「恐怖と向き合ううちに苦痛の感覚がやわらいでいくというメカニズムは、心理学で馴化《じゅんか》と呼ばれます。反応を誘発する刺激が繰り返されるうち、反応への強さが薄れていく現象で、〝慣れ〟に近いものです。最初は強い恐怖にとらわれていた患者さんでも、徐々に〝ときどき死を意識してうわーっという感覚が襲ってきますが、そのうち過ぎ去るだろうと思えるようになりました〟とおっしゃいます」

「私もそうなるといいのですが」

「もし、いま怖くて何も手につかないほどなら、抗不安薬を使う方法もありますよ」

「薬に依存するのも怖いので、現時点では希望しません。私の気持ちを聞いていただいてうれしかったけれど、先生の説明は少し屁理屈にも感じてしまいます」

「私も理屈っぽいとは思いますが、どういうかたちであれ、少しでも役に立てたならうれしいです。いつでも何度でも悩みがあればお聞きしますし、質問にもできるかぎりお答えします」


成田さんとのやりとりをみなさんはどう感じたでしょうか。

たしかに理屈っぽいですし、死に対する恐怖は完全に納得したり、安心したりするものではないと私自身も感じています。それでも、死に対する恐怖を放っておかずに一緒に考えることは、患者さんにとってなんらかの助けになってきた実感はあります。

また、少なくとも私自身が死への恐怖と向き合うときに、この考え方が役に立ったのでみなさんにもお伝えしました。

生きる意味を見失ったとき

死について考え、いずれ自分が消滅するのだと意識すると、別の悩みが生じる場合があります。それは、一時的に生きる意味を見失ってしまうことです。

私の患者さんで、将来の夢を実現するために日々努力していた27歳の青年は、がんと宣告されて余命が1年と知ったことで絶望感にとらわれました。

とくに若い頃は、自分がどんどん成長して末広がりに人生が発展していく感覚しかないことも多く、突然人生の終わりを意識したとき、それをどう自分の将来に織り込んだらいいのかとまどいます。

若い人だけでなく、末広がりの将来イメージは現代人に多い感覚かもしれません。平均寿命が短く、疫病や災害、戦争といった脅威がいまの日本よりもはるかに大きい地域では、死との距離感も異なる気がします。

私も若い頃は、自分自身の死を考えていない人間のひとりでした。けれど、31歳のときにがん専門病院で働きはじめ、自分と同世代の患者さんが何人も亡くなっていく現実を目の当たりにすると、「自分もいつ病気になるかわからないし、死が近くに潜んでいるのかもしれない」と感じるようになったのです。この変化はとても大きなものでした。

最初は、死を意識することに苦しみました。当時、私は生きづらさをかかえており、日々をむなしく感じていました。管理教育のなかで育ち、いじめなども経験し、あるがままの自分に自信をもてなかったのです。つねに周囲の目を気にしながら、緊張して生きていました。

絶望しなかったのは、「努力するなかで、いつか自分はこの苦しみから解放される」という漠然とした希望に支えられていたからです。

ただ、患者さんたちの姿を見て、「自分にもいつ死が訪れるかわからないし、それは近い将来かもしれない」と意識したとき、強い焦りを感じました。このまま自分の悩みが晴れずに死んだら、「自分の人生は何もいいことがなかった」で終わってしまうのではと思ったからです。

それと同時に、いずれ死を迎えるとしたら、自分が得るもの、成し遂げることに価値が見えなくなったのです。

人生は一度だけの旅

こうして当時の私は生きていく意味を見出せないなか、死を意識して落ち込みました。「死が訪れるまでの生をどう考えたら、自分は人生に意味を見出せるのだろう」との疑問に答える必要が差し迫ったのです。

考えてもすぐに明確な答えは出ず、悶々《もんもん》とした日々を過ごしていました。いまになれば、悩んだ時期にも重要な意味があったと思えます。自分の人生はずっと続いていくという感覚を手放し、「人生には限りがある」という現実を受け止めるためには十分に落ち込む時間が必要だったのでしょう。

このときの私のように、人生における喪失を受け止めるには、悲しみや怒りといった「負の感情」が大切な役割を果たします。そのことについては、第4章で説明します。

私の場合は、時間がたつにつれ、うつうつとした感覚は薄らぎました。次に訪れたのは虚無感でした。

「どうせ人生には終わりがあるし、毎日の生活に意味なんかない」と、苦しくはないが何かあきらめたような、投げやりな気持ちで過ごしていました。

そんなある日、なんとなくテレビを見ていたときのことでした。何の番組か忘れてしまいましたが年配の男性が人生観について語っており、そのなかの「人生は一回限りの旅である」という言葉が、こころに深く刺さったのです。

普段なら聞き流したかもしれませんが、思いつめていた私には目から鱗《うろこ》が落ちるようでした。はっとしながらこう考えました。「この世に生まれ、せっかく一回限りの旅をする機会を与えられたのだから、いろいろな人と出会い、さまざまな体験をして、豊かな旅にしないともったいないな」

人の一生は儚《はかな》くても、十分味わうことはできるはずだ、と思ったのです。このときから私は、「一日一日を大切に生きる」ことを心がけ、それによって自然と感謝の気持ちが湧くようになりました。

死生観という概念がありますが、それは「死を自分のなかに位置づけ」「死を見据えたうえで生きることを考える」ことです。私にも、「死は人生の終着点であり、生きることは旅をすること」だという死生観が芽生えたのです。

死生観をもってから地に足がついたような感覚が生まれ、人生の終わりを意識したことで時間を大切に使おうと考えるようになりました。

以上は、30代の前半に起きた私の体験ですが、この話をすると、高校生など若い人からも共感を寄せられます。

ただ、いまの自分が思うに、「人生は一回限りの旅」という死生観には、「これからいろんな冒険をするぞ！」といった、若さがあふれている感じがします。現在52歳の自分は人生の旅も半ばを優に越え、その言葉からは徐々に心境のずれを感じるようになりました。

老年期の方からすると私もまだ若いかもしれませんが、以前に比べて老いをより身近に意識し、人生の旅の終着点である死に近づいてきている感覚があるのです。

いまの私には、新しい死生観、死までの生きる意味を再構築している面もあります。このことについては、第6章でお伝えしたいと思います。

新しい死生観を模索していたときに思いついた詩を、この章の最後にご紹介します。

幼い頃、世界は広大で、自分の知らないことがたくさんあるのだろうと思っていた。

そんな私を母は愛し、勇気を与えてくれた。

父は進むべき方向を力強く示してくれた。

ふたりの背中は大きく、言うことを素直に聞いていれば世の中を渡っていけると思っていた。

思春期に入ると、親の言うことが煩《わずら》わしくなり、おそるおそる自分の足で世の中に踏み出すようになった。

成人になり、世の中の道理がわかるようになり、自分ひとりの力で歩いていける気がした。両親と対等に語れる自分が誇らしかった。

そして、もうこれ以上両親から教わることはないのか、とそのときは思った。

中年になり、背中が丸くなった両親を見て、感謝の気持ちとともにさびしい気持ちが湧いてきた。

「あの大きかった背中はどこに行ったのだろう？」

そして、両親との別れがやってきた。

両親は、人間の儚さを、最後に身をもって教えてくれたのだ。

自分も年老いていき、やがて死を迎えることを意識する。幼い頃、とてつもなく大きく見えていた大人も、世界も、そして自分も、いまはとても小さく見える。若い頃の万能感はないが、絶望しているわけではない。いずれ失われるいまを慈しみながら、生きている。

注

［1］Yang Hong, et. al. Death Anxiety among Advanced Cancer Patients: A Cross-sectional Survey, *Supportive care in cancer*, Apr;30(4):3531-3539.
［2］患者さまが受けられた医療に関するご遺族の方への調査報告書（２０１８〜２０１９年度調査）／国立がん研究センター がん対策研究所２０２２年３月（https://www.ncc.go.jp/jp/icc/qual-assur-programs/project/040/digitalbook/index.html#page=1)
［3］緩和ケア病棟に入院された患者さんに関する調査結果（２０１７年1月〜12月）／国立がん研究センター 東病院（https://www.ncc.go.jp/jp/ncce/clinic/palliative_care/060/index.html)
［4］Stephan Cave, *Immortality: Testing Civilisation's Greatest Promise*, Biteback Publishing, 2012.（スティーヴン・ケイヴ『ケンブリッジ大学・人気哲学者の「不死」の講義』柴田裕之訳、日経ＢＰ、２０２１年）

第4章

喪失との向き合い方

ここまで見てきたように、不安を味方にすれば危機に対する備えが進みます。けれど、できるかぎりの準備をしても望ましくないことが起きる場合もあるでしょう。そうなると、こころは〝がっかり〟し、喪失を感じます。

このようなときに大切な役割を果たすのが、怒りや悲しみという「負の感情」です。ある患者さんの例をもとに、喪失との向き合い方と負の感情の役割について考えていきます。

未来が失われたとき

私の外来に、室田隆さん（仮名・38歳男性）が受診されました。室田さんは進行したすい臓がんに罹患していることを1か月前に告げられ、精神的に大変混乱していました。

統計上では、進行したすい臓がんの5年生存率は数パーセント。がんであることを告げられるまでは、室田さんは自分の人生がずっと続いていくと思っていたでしょうから、突然の知らせに混乱しても無理はありません。

実際、診察室に入ってきた室田さんは憔悴《しょうすい》した様子でした。プレスのきいたスラックスと、きれいなボタンダウンのシャツから、本来はおしゃれで社交的な方だろうという印象をもちましたが、表情は暗く、意気消沈していました。

がんと告げられ、いまどんなことで悩んでいるのかと尋ねると、室田さんは次のように心境を語りました。

「がんがわかって、計画がすべて頓挫《とんざ》してしまったのです」

室田さんによると、8年前に会社を立ち上げ、大変な思いをしたこともあったものの、やっと事業が軌道に乗ってきたとのこと。海外の大企業との共同プロジェクトも決まり、いままでの努力が実を結ぶところまできた矢先のがんの告知。5年後には会社は大きく発展し、自分の夢がかなっているはずだった……という未来が打ち砕かれたのです。

「私は突然すい臓がんと宣告されました。データを知れば知るほど絶望的な気持ちになります。5年生存率は数パーセント。1年は乗り越えられたとしても、2年は難しいと思っています。やっと蒔《ま》いた種が芽を出し、すくすくと育ってきたのに、収穫のときに私はいない。

私は会社にすべてを捧げてきましたので、真面目に生きてきた自分がなぜすい臓がんにならなければいけないのか、とても腹立たしいです。

とてつもない悲しみやむなしさもあります。自分の人生はなんだったのか。これからの時間をどのように生きていけばよいのかがわかりません」

室田さんの事情を聞けば、その気持ちは私なりに理解できます。

「私はこれからどうしたらよいのでしょうか？」と、室田さんは訴えました。


心理学者のC・G・ユングは、青年期から中年期への移行期を「人生の正午」と表現し、そこから危機の時期を迎えると述べています。一般的に、人は中年期を過ぎ、人生の後半に入ったときにはじめて、人間は衰えていくことを実感をもって悟るわけです。

人生の前半である青年期は身体的にも元気で、知識や経験が増えていくことで自身の成長を実感できる時期でもあります。老病死の苦しみについて、いつか自分に起きるであろうことを頭では理解していても実感は伴いません。

まさに室田さんもそうでした。5年後、10年後のためにいまをがんばる。そこには、自分は健康で安全な世界に住んでいて、明日も明後日も、1年後も10年後もやってくるという前提がありました。

そんな室田さんは、がん罹患を経て、近い未来に自分の死が来ることを強く意識しました。当たり前に訪れると思っていた将来を失ったと感じたのです。

ふたつの課題に取り組む

私は、室田さんのような体験をした方――それまで思い描いていた未来が失われたと実感し、混乱している多くの方とお会いしてきました。その経験をもとに、次のようなことをお伝えしました。

「これから室田さんが向き合う課題は、ふたつあります。ふたつとも簡単ではないかもしれませんが、人生を歩むために必要なものです。室田さんのこころが取り組む課題とも言えます。

ひとつめは、〝想定していた将来が来ない〟という喪失と向き合うことです。室田さんは苦労を重ね、5年後には夢がかなう予定でした。それが病気のために実現できなくなりました。

このような事態に〝起きたことはしょうがない〟と、すばやく気持ちを切り替えられる人もまれにいますが、多くの人にとってはそう簡単にはいかないでしょう。実際、室田さんも目の前の現実を受け入れがたく、苦しんでいますね。

それまでの努力を思い、理不尽さに激しい怒りを感じるかもしれません。失ったものの大きさに悲しみが尽きず、とめどなく涙があふれることもあるでしょう。

じつは、怒りや悲しみのような〝負の感情〟はこころの傷を癒やす役割を果たします。室田さんがふさぎ込むのは、耐えがたい喪失と向き合っているからです。そのときは苦しくても、こころのままに怒り、悲しむ必要があります。怒る、悲しむといった負の感情を出しつくしてはじめて、〝くよくよしていてもしょうがない〟との気持ちが芽生え、〝残された時間をどう生きるか〟について少しずつ目を向けられるようになるからです。

ふたつめの課題は、これからの生き方を考えることです。

いまは失ったものの大きさに圧倒されていても、いずれ〝自分はすべてを失ったわけではない〟と気づかれるのではないかと思います。未来のためにいまの時間を投資する生き方をしていると最初はとまどうかもしれませんが、やがて〝いまを生きる〟ことを考えるようになるでしょう」

この話を聞いたあと、室田さんは「理屈として理解できるが、まだ納得はできない」と言いました。

その感想は当然です。これからの道のりを歩む手助けをさせてほしいと私は伝え、その後も定期的に会うことになりました。

負の感情を受け入れる

喪失と向き合うためのカギは、怒りや悲しみといった負の感情を敵視しないことです。悲しむことも大切なプロセスであり、早く前向きにならなくては、と焦る必要はありません。自然に落ち着くまで十分悲しんでいいのです。

患者さんの多くは、泣くのが悪いと思っています。そういう方に「泣くのは良いことなのですよ」とお伝えすると驚かれます。

〝顔で笑ってこころで泣く〟という表現がありますが、泣くのは弱い人間だと言われた時代がありました。感情を表に出さずにぐっとこらえるのが美徳ととらえられていたのです。けれど感情を押し殺すだけでは、時間がたってもこころの傷はなかなか癒えません。

最近ではポジティブ思考が評価され、ネガティブ思考は良くないと思われがちです。ポジティブ思考とは、たとえばコップの水を「もう半分しかない」ではなく「まだ半分もある」ととらえたほうが幸せになる、という考え方です。

頭ではわかっていても、感情は言うことを聞きません。そういうときは、「ああ、水が半分なくなってしまった」という負の感情を十分に味わうことです。それによって、「半分なくなったのはしょうがない。でもまだ半分は残っている」と思えるようになります。

また世間では、怒りっぽいと、大人気《おとなげ》ないとか器が小さいとか思われがちです。そのため、腹立たしくても呑《の》み込んでしまう人が多いのかもしれません。たしかに、怒りをあらわにすると軋轢を生むかもしれませんが、腹立たしいことを際限なく呑み込みつづけたら、こころは破綻するでしょう。

悲しくもないのに無理に泣く必要も、腹立たしくないのに無理に怒る必要もありませんが、泣きたいときには泣き、怒りをおぼえたらその気持ちに向き合わないといけません。負の感情の大切さを、もっと多くの人に認識していただきたいものです。

怒りは自分を守る

ここから、負の感情である怒りと悲しみについて掘り下げていきます。

怒りは、「こうあるべきだ」という自分の理想や価値観が理不尽なかたちで侵されたときに生じます。怒りの役割は、「自分の大切な領域を守り、現在の問題を解決する」ことです。

現代の日本では暴力的な争いを日常で意識する状況はあまりありませんが、争乱が身近に起きる世界では、敵を追い払うために怒りが必要であるのは想像にかたくないでしょう。

しかし平和であっても、自分の価値観を大切にすることは必要です。価値観を放棄すると、自分自身を粗末に扱ってしまい、むなしさにつながります。

怒りが湧くのは、「いま自分にとって看過できない問題が生じている」というメッセージです。そのようなときは何が起きているのか事態を理解したうえで、傷ついている自分自身をケアする必要があります。

怒りを掘り下げる

前述した室田さんは、すい臓がんに罹患したと知り、「真面目に生きてきた自分がなぜこんな目にあわなければならないのか」という強い怒りを感じました。

私は、室田さんがきちんと掘り下げて怒りと向き合ったほうがいいと考えました。以下はそのやりとりです。

「室田さんはがんになったのがとても腹立たしいとおっしゃっていましたね。その気持ちに変化はありますか？」

「ずっとそのことを考えています。〝なんで自分なんだ？〟との思いが頭から離れません」

「〝なんで自分なんだ？〟。それはがんを体験した多くの方から聞く言葉です」

「自分はいままで誠実に生きてきたつもりです。自分が成功したい気持ちもありましたが、私利私欲ではなく、社会のために役に立つ仕事をするんだと肝《きも》に銘じていました。世の中には不真面目で他人などおかまいなし、自分だけがうまくいけばいいという人間もたくさんいる。そんな人でもほとんどが健康で長生きするのに、私は若くして死ななければならない。そんなの理不尽じゃないですか？」

「室田さんの腹立たしさは、当然だと感じます。私もいろいろな人の話をうかがうなかで、〝なんでこの人ががんにならなければならないんだ〟と思ったり、理不尽さを感じたりすることが何度もありました」

「そうですよ。人生はほんとうに理不尽だ！」

室田さんは、「真面目に生きてきた自分ががんになるのは理不尽だ」と感じています。「真面目に生きている人は報われ、悪い人は最終的には罰せられる」との考えは、多くの人がもつ価値観ですが、現実とは異なります。それは認知バイアス（現実とは異なる偏った認識）であり、社会心理学者メルビン・ラーナーによって提唱された「公正世界仮説」にあたります［1］。

どんなときでも悪いことをしてはいけないと説く「お天道様が見ているよ」という言葉をかけられた人も多いのではないでしょうか。大人から教えられたことは正しいと、子供は記憶します。よく考えれば現実と乖離《かいり》していると理解できますが、「自分の誠実さはきっと報われる」という考え方はこころの深いところに刻み込まれ、思い込みにすぎないと気づかないのです。

また、「世界は公正であり、真面目に生きていればそれなりに良い人生が待っている」と意識することは安心感をもたらし、誠実に生きる動機づけにもなります。そのため広く共有され、価値観の修正につながらない一因になっているのかもしれません。

一方で、この考え方の弊害も明らかになっています。たとえば、いじめや暴行のような被害にあった人に対して認知バイアスをあてはめようとする心理です。「世界は公正であり、真面目に生きていればそれなりに良い人生が待っている」との意識は、裏を返せば「きっとあの人には落ち度があったから、あんな目にあったんだ」と、すでに傷ついている人を否定したり、さらに傷つけるような二次被害につながることがあります。

室田さんのように理不尽な出来事が起きたとき、自分が無意識に信じていた「公正世界仮説」に裏切られた気持ちになり、怒りを感じるのは当然です。現実から目を背けず、真正面から向き合うからこそ怒りが湧き上がるのです。

室田さんはその後の診察でも、「人生は理不尽だ」と繰り返し語りましたが、診察を重ねるごとに怒りを訴える調子は弱くなっていきました。

怒りと向き合うなかで認知バイアスが修正され、「その人の生き方と、がんにかかるかどうか、長生きするかどうかは関係ない」という事実を認識し、怒りの根底にある「真面目に生きている人間は報われるべきだ」という価値観は、現実の世界と異なると理解したからです。

室田さんにとって、怒りの感情が収まるまで繰り返し自分の病気について考えたり話したりすることは、それまで信じていた価値観から離れ、いまの現実を受け止める役に立ったように見えました。怒りと向き合うのは、そのような心境にいたるために必要なプロセスなのです。

怒りの暴走を防ぐ

強い怒りを感じる状況と向き合うにあたって、室田さんのように価値観の見直しを求められることがあります。それは方向性のひとつですが、ほかのやり方もあります。より一般的なものは、次の3つのステップ——**①怒りの暴走を防ぐ、②怒りの原因について考える、③怒りに基づいてどう行動するかを考える**——です。

最初に、「怒りの暴走を防ぐ」方法を考えます。

みなさんが怒りを感じたらどうするか、考えてみてください。たとえば、友人が大勢の前であなたの尊厳を傷つけるような言葉を口にして、激しい怒りが湧き上がったとしたらどうでしょうか。

その場合、ただ怒りを呑み込むだけではいけません。激しい怒りは、看過できない問題が生じていることの表われだからです。そうはいっても、すぐ感情を爆発させると、暴力

怒りと向き合う３つのステップ

①　怒りの暴走を防ぐ

・６秒我慢する、深呼吸する、その場を離れる
・誰かに話す
・気持ちを書きだす

②　怒りの原因について考える

・自分が守りたかった「べき」は何か
・その「べき」ができた経緯を振り返る
・自分の「べき」が現実と合わなければ修正する

③　怒りに基づいてどう行動するかを考える

・怒りの対象と闘うかどうか決める
・自分にとって闘うのが損だと思ったら放置（我慢）し、自分をいたわる

をふるって大きな問題になるなど自分に不利益が生じるかもしれません。

私がお勧めするのは、どうするかはいったん保留にして、怒りの意味を十分考えるという方法です。アンガーマネジメントでよくとられる手法ですが、まず怒りの暴走を防ぐために「６秒我慢する」「深呼吸する」「その場を離れる」をおこない、感情的なふるまいを避けるのが無難でしょう。

その際、感情を抑える意味合いとして、ただ「怒ったらいけない」という理由づけだけでは納得がいきません。かわりに、「これは自分にとって最適な行動をとるために時間をかけているのだ。怒りを行動に移すかどうかは保留にして、しっかり考えよう」

と自分自身に言い聞かせると、怒りを抑えることによる悔しさが少しやわらぎます。

次に、友人の言葉によって、こころのなかでどんなことが起きたかを冷静に分析し、自分がなぜ腹を立てたのかを掘り下げていきます。頭に血がのぼっているときは偏った見方になりがちなため、気持ちを俯瞰的にとらえる工夫が必要です。

たとえば誰かに話したり、気持ちを書きだしたりして読み返すと、考えや感情を客観視できます。ノートに手書きしても、日記アプリなどを使ってもかまいません。気持ちを書きとめる作業は、急いで終わらせるよりも、できれば考えがまとまるまで時間をかけましょう。最初はバラバラと断片的に浮かんでくるかもしれませんが、だんだんつながっていき、中核となる考えが見えてきます。

怒りの原因について考える

自分の考えを客観視するときにとくにカギとなるのは、自分が守りたかった「べき」が何だったのか特定することです。友人からの侮辱的な発言については、「個人の尊厳は尊重されるべき」であり、その考え方の正当性について議論の余地はないかもしれません。

別の例として、約束の時間に友人が３分遅れたことに対して腹が立ったとします。その背景には、「待ち合わせには1分たりとも遅れるべきではない」という価値観があるかもしれません。

「1分たりとも遅れるべきではない」という価値観は、救急医療や営業などの現場では役に立つでしょう。一方で、その価値観を友人関係にもあてはめると窮屈すぎるので、うまくいかない要因となるおそれがあり、結果的に自分が損をするかもしれません。

こんなふうに考えていくと、「自分の価値観を改めたほうがいい」との結論にいたる場合もあります。ただ、長年こころに染みついている「べき」を変えるのは簡単ではないでしょう。

そんなときのコツは、なぜ自分がこの「べき」をもつにいたったかにいて、その歴史をたどってみることです。そうすると、思いあたるエピソードに行きつくかもしれません。

ある患者さんは、高校時代の部活で尊敬するキャプテンから、「時間を守ることは人間関係の基本だ。一事が万事だから、約束の時間に1分でも遅刻するような人間は信用できない」と教えられたそうです。それ以来、強迫的に時間を守るようになったとのことでした。

このようなわかりやすいエピソードばかりではないかもしれませんが、「べき」をもつようになったルーツを考えると、「当時はその考え方が大切だったが、それをあらゆる場面にあてはめるのは窮屈だな」と思えるようになります。そうすれば、いま自分を縛っている「べき」をやめようという気持ちになれるのです。

このプロセスは、自分ひとりより、信頼できるほかの人に話しながら考えるとよりスムーズになります。場合によってはカウンセリングを受けてもいいでしょう。言葉のキャッチボールをして、他者の視点を入れながら考えると、気持ちの整理が進みます。

どう行動するかを考える

感情が落ち着き、考え方の方向性がまとまってきたら、あらためてその出来事によって自分がどの程度傷つき、どう行動するのが自分にとっていちばんいいのか考えます。よく考えることで、最適な対応への結論が出ます。

傷ついている度合によって結論も変わります。先ほど例にあげた、友人との状況に対しては、それほど自分が傷ついていないと思えるなら、次のような選択肢が考えられます。「友人の言葉はあきらかにおかしいし、その場にいた人も同様に感じているだろうから放っておけばいい」、あるいは「よく考えると、友人には自分を侮辱する意図はなかった」

との気づきがあれば、怒る必要はなかったとの結論になるかもしれません。

深く傷ついてどうしても許せない、自分の尊厳を守るためには看過できないとの結論に達したら、その友人とは「今後いっさい付き合わない」、あるいは「なんらかの方法で対決する」という選択肢があるでしょう。

また、侮辱した行為は許せないが、友人関係の維持は自分にとってメリットが大きいとの結論にいたれば、「不本意ながら表面的な付き合いを続ける」ことになるかもしれません。どんな状況であれ、怒りと向き合うプロセスは重い課題に取り組むことになり、ストレスが大きいものです。

とくに、「不本意ながら表面的な付き合いを続ける」選択をすれば、怒りの感情と実際の行動が一致せず、苛立《いらだ》ちが残る可能性があります。そのような決断をした場合は、「この行動が自分にとって最善なんだ」と自分に言い聞かせるとともに、自分自身をいたわり、深く分析して冷静な判断をくだしたことを誇りに思っていただきたいと思います。

好意的に話を聞いてくれたり、共感してくれたりする人がいると、さらに大きな力になります。自分だけでは乗り越えられないと感じ、相談相手が身近にいなければ、熟練したカウンセラーに話を聞いてもらうのも有効な策となるでしょう。

悲しみの役割

室田さんの例に戻ります。室田さんはがんを告知されたとき、激しい怒りの感情が起こりました。多くの人のように室田さんも「自分は真面目に生きているのだから、相応に報われるべきだ」と、無意識のうちに期待していました。

「自分は報われるべき」との期待には、「健康で長生きすべき」も含まれていたのでしょう。38歳ですい臓がんになるのはその期待を打ち砕くことですから、「なんで自分がこんな目にあわなければならないのか」との怒りが湧いたのです。

室田さんは怒りの感情と向き合い、徐々にそれまでもっていた期待を手放しました。そして「人生は理不尽なもの」という現実を受け入れ、怒りはやわらいでいきました。

怒りの感情がいったん落ち着いた室田さんに、今度はどのような感情が起こったでしょうか。それは「悲しみ」でした。

室田さんは起業し、大変な状況を乗り越えてようやく事業が軌道に乗ったところでした。海外の大企業との共同プロジェクトも決まって、それまでの努力が実を結びつつあり、5年後にはその実を収穫できる未来がやってくると確信していました。その未来を見ることができない。そう思うと、涙があふれてきたのです。

その後しばらく、私の診察を受けるたびに自分の状況を嘆き悲しんでいました。最初は悲しみの感情が強く、話しているあいだ、ずっと涙を流していました。けれど1か月ほどかかって、徐々に冷静になっていきました。

そしてある日、こう話されたのです。「いまの状況は自分にとってとても厳しいものですが、嘆いていても現実は変わらない。残された時間をどう生きるか。これからはそのことについて考えていきたいと思っています」

悲しみはこころの傷を癒やす

家族や友人など身近な人が亡くなったら、誰もが悲しみに暮れるでしょう。受験に失敗したとき、一生懸命取り組んだプロジェクトがうまくいかなかったとき、愛する人に別れを告げられたとき……人生では、さまざまな場面で悲しさを感じます。

悲しみの感情が表れるときに共通するのは、「大切なものを失った」という感覚があることで、これを「喪失体験」と言います。喪失との向き合い方は、116ページの「心的外傷後成長によるこころの道筋」を参考にしてください。室田さんの場合は、「手に入るはずの輝かしい未来を失った」と感じたので、悲しみの感情が湧いたのです。

一方で、悲しみには、こころの傷を癒やす力があります。悲しみに向き合い、十分味わうことで人はつらい出来事を認め、受け入れる過程を進んでいけます。このことは科学的にも実証されています。

一般論では、人生においてもっとも大きな喪失は自分にとって大切な人との死別だと言われています。会話、食事、旅行など生活の多くの部分を長年共有していたパートナーを失ったら、人生のすべてがなくなったような、こころにぽっかり大きな穴が開いたような痛みを感じるでしょう。

死別に伴う苦しみが長引く場合、有効性が示されているカウンセリングがあります。それは、考えを切り替えて明るくふるまおうとするのではなく、あえてそのことと向き合い、泣くなどして積極的に悲しむことです。このカウンセリングは、ほかの方法に比べて早くこころの回復をもたらすとわかっています［2］。

生理学的な見地からは、悲しんで涙を流すことによって、張りつめていた気持ちが副交感神経優位のリラックスした状態に切り替わると言われています。

世の中にはせつない映画を見たり朗読を聴いたりして意識的に涙を流す人もいるくらい

ですが、そこまでの必要はありません。ただ、悲しいのに泣くのを我慢したり、無理に明るくふるまったりすると、こころの回復にブレーキがかかります。感情に蓋をせず、泣きたいときは泣くことが大切です。

カウンセリングの際に、「気持ちを前向きにするにはどうしたらいいのでしょうか」という質問をよく受けます。そういうときは、「いまの悲しい気持ちを十分大切にしてください。悲しみにはこころの傷を癒やす力があり、前を向けるようになるために必要なプロセスなのです」とお答えします。

そう説明すると、驚かれるとともに、無理に気持ちを変えなくていい、悲しいときは悲しんでいいとわかって、ほっとする方が多くいらっしゃいます。

みなさんのなかにも、悲しむのは良くないと思っている人がいるかもしれません。ポジティブ思考が推奨される環境にいたのであれば、そう誤解するのも無理はないでしょう。私も子供の頃、泣くのは弱い人間がすることだと言われ、そう思い込んでいました。しかし、心理学の知識を得て、いまや泣くことに抵抗がなくなりました。

悲しみは幸せの裏返し

私が以前カウンセリングを担当した原田洋子さん（仮名・58歳女性）は、とても家族を大切にされる方でした。根治が難しいがんにかかったのですが、家族と過ごす時間を延ばしたいからと、化学療法を受けていました。ご本人の希望とは裏腹に治療の効果はあまり認められず、がんは進行していきました。

主治医から化学療法の効果がなかったと告げられるたびに、原田さんはカウンセリング中に大いに悲しみ、涙を流します。話を聞いている私もせつない気持ちになり、「つらいですね」と声をかけたところ、「つらくはないのです。ただ悲しいだけです」と、私には意外な言葉が返ってきました。

原田さんは次のように続けました。「幸せな時間には必ず終わりがあると、若い頃からわかっていました。命には限りがあり、大切な人との別れはいつかやってきます。幸せを味わうぶん、悲しみも来るのだと。だから私のなかで悲しみは幸せの裏返しでもあります。なので、つらいという感覚はなく、ただ悲しいだけなんです。死が訪れるのが、予想していたよりあまりに早いのでとまどっていますが」

私はそのとき、原田さんから人生の真実のひとつを教えてもらったような気持ちになりました。

仏教には、愛するものとの別れのつらさを指す愛別離苦《あいべつりく》という言葉があります。愛する人やペット、そのほか大切なものとの別れは必ず来るということです。愛する気持ちや、失いたくないという想いが強ければ、別れが訪れたときに悲しみも大きくなります。

私の理解では、仏教では永遠のものはないとの認識が大切であり、愛する対象を失いたくないという執着心を手放すことを説いています。

けれど、別の考え方もできるのではないかと思います。執着はネガティブな表現ですが、それだけ自分には愛してやまない人が存在する（した）と肯定的に考えるのです。原田さんの言葉のように悲しみは幸せの裏返しであり、それだけ愛していたからこそ悲しみが深いのだと。そして、失った悲しみをしっかりと味わうのです。

カウンセリングで大切な人との別れがつらいと嘆いている患者さんに対して、「それは愛する人が存在するからこそ生じる苦しみという見方もできるのではないでしょうか。幸せな人生を過ごしていた証なのです」と伝えることがあります。

悲しみの感情をただ苦しいものとしてとらえるのではなく、「ああ、私はとても幸せだったから、その裏返しでこんなに悲しいんだ」と視野を広げられると、悲しみを異なる視点からとらえられるかもしれません。

この考え方をどう受け取るかはさまざまで、ピンとこない方もいれば、この言葉がきっかけで、いまの幸せに目を向ける方もいます。ただ、激しい悲しみのまっただなかにある方は、その気持ちを否定されたと感じられるかもしれません。私は、相手が受け止める準備があるかを考えてから、慎重に言葉を選んで伝えるようにしています。

原田さんはまた、次のことも教えてくれました。原田さんは病気になる前から、幸せを感じると、いずれ悲しみがやってくるだろうと覚悟していたそうです。これは、日本に古来ある無常観〔人の命やこの世界の物事はすべて移り変わっていく諸行無常であるとの考え〕にも通じるでしょう。

無常観をもつことは人生の真実を知る意味合いもあります。人生の経験を積み、さまざまな喪失を経験するなかで「どんなものも永遠ではない」と知り、自然と無常観が芽生えることもあります。そのプロセスは、次のように説明できます。

若い頃は右肩上がりに成長する実感を得やすく、努力すればなんでもできるという万能感をもつ傾向にあります。しかし中年期を過ぎると体力や気力が衰え、さまざまな能力がピークを越えたと実感します。さらに大切な人との別れなどつらい出来事を経験し、若い頃の万能感は打ち砕かれ、人間には限界があると思い知ります。

万能感は陶酔などの快感をもたらし、新しいものを生み出す原動力にもなるので、万能感が失われるのはさびしさが伴うかもしれません。けれど人間に限界があることは真実であり、それを自覚すると人生が味わい深いものになります。

物事はすべて移り変わるものであり、いずれ幸せな時間は失われることをこころの片隅に意識しておくと、出会いや体験を十分味わい、大切にしようという気持ちが生まれるのです。

私自身は、負の感情について次のように考えます。

正の感情である喜びは、「このままで良い」ことを伝えるメッセージと言われています。けれど、楽しく喜ばしいだけの人生は、薄っぺらく味気ないかもしれません。

自分自身の生命も含め、大切なものはいずれ失われる運命にあります。そのような人生を歩む際に、出会いの喜びがある一方、将来への不安、理不尽な現実への怒り、別れる際の悲しみなどを嚙みしめる場面もあります。このプロセスを経て、人は生きることの苦しみを知ります。そうすると、他人の苦労にも想いを馳せられるようになり、やさしくなれるのです。

負の感情にも大切な役割があり、これらがあってこそ人生に深みが出るのではないかと思います。苦み、渋みといったスパイスが加わって料理が複雑な味わいになるように、負の感情というスパイスも人生に奥深さを与えるのではないでしょうか。いま、負の感情の苦しみがあまりにつらい人にとっては、きれいごとに聞こえるかもしれませんが、私の視点からはそう思うのです。

うつのトンネルを抜けると生き方が変わる

悲しみの感情がもつ役割について、もう少し話を続けます。

何かに悲しんでいるとき、こころは傷を癒やすための大切な作業をしているとも言えます。しかし、この作業はとても骨が折れます。悲しむことには多くのエネルギーが伴うからです。エネルギーが枯渇すると、気力がなくなってうつになる場合もあります。

悲しみが草原の火事のようなものだとしたら、燃えさかる炎に草木が焼き尽くされ、焼け野原になった状態がうつです。何もやる気が起きず、気分はふさぎ、他人からは行動も遅くなったように見えます。食欲や睡眠などにも変調をきたします。このような状態が2週間以上続くと、うつ病の診断に該当します。

うつの状態には「生き方を変える」役割があると言われることがあり、私もそう感じます。

きっかけとなった出来事はうつになるほどその人にとって受け入れがたいことであって、こころが焼け野原になるくらい、もがき苦しんだのだろうと思います。

うつは長いトンネルのような非常に苦しい状況で、医療機関できちんと治療を受けるほうが回復は早まります。元の状態に急いで戻そうとはせず、「自分はエネルギーが枯渇した状態だから、しばらく休んだほうがいい。何か月かたって元気が出てきたら、自然と動けるようになるだろう」と焦らずに休養すると、こころは徐々に回復していきます。

ただ、焼け野原から草木が新たに生えるのが簡単ではないように、うつからの回復は時間がかかることが多く、一般的には月単位で状況が変化し、1年以上要することも少なくありません。

リラックスできない状態では神経は休まらず、回復が遅れます。時期が来るまで待つしかないとあきらめ、時間の流れに身をまかせると徐々に気力が戻り、うつのトンネルを抜けられます。

長いトンネルを抜けると肩の力が抜けて、うつになる前には受け入れがたかった状況と向き合えるようになる場合が多くあります。

悲しめる場をもつ

悲しいときは、ひとりで忍び泣くよりも、誰かに気持ちを打ち明けて泣くほうがこころは楽になります。そうはいっても、相手がつらいことを自分に打ち明けて泣きだしたら、どうしていいか困ってしまう人も多いでしょう。相手をはげまし、涙を止めようとするかもしれません。

相手が気持ちを打ち明けて泣きだしたら、それはあなたが信頼されていることを意味します。だから、とまどわなくていいのです。

苦しい胸の内を明かすのには勇気がいります。「もし拒絶されたらどうしよう、急に言われて相手が困ったらどうしよう」との心配も生じます。「この人なら受け止めてくれるんじゃないか」と思えたから、その人はあなたにつらい気持ちを打ち明けたのかもしれません。そして、あなたに話を聞いてもらって泣いているとき、その人のこころの傷は癒やしを得ているのです。

私も以前は目の前で患者さんが泣きだすと大いにとまどい、無理に前向きな話をしてはげまそうとしていました。そのときの患者さんは私がとまどっていることを察知して、十分泣けなかったのではないかと思います。

いまの私は患者さんが泣きだしたら、こころのなかで、「とてもつらいことがあったのだな。泣くことができてよかった」と思いながら、感情が収まるまで静かに待ちます。そして、気持ちが落ち着いた頃に「大変だったのですね」などと声をかけます。

誰もが他人の悲しみを受け止められるようになったら、どれほど生きやすい世の中になるでしょう。この本を読んでくださっているみなさんも、もしそのような機会があれば、相手の悲しみを受け止めてみてください。

最初からうまくできなくてもいいのです。相手が胸の内を話しだしたら、静かに耳を傾けてください。その人の置かれている状況、気持ちを自分なりに想像して、「そんなことがあったんだ」と声をかけましょう。気のきいた言葉が見つからなかったら、「なんと言っていいかわからないけれど、私なりにあなたの気持ちを思っています」と伝えてみてください。それだけでも救われる人がいるはずです。

相手が物足りなく感じるのではと思うかもしれませんが、無理にはげまそうとすると、かえって傷つける危険性のほうが、うまくいく可能性を上回ります。寄り添う気持ちを表すだけでも、相手のこころの傷は癒やされるのです。

私が幼稚園に通っていた頃、可愛がってくれる女性がいて、「隣のおばちゃん」と呼んでなついていました。友達とけんかしたりつらいことがあったりして泣きながらおばちゃんの家に駆け込むと、「どうしたんだい。上がっていきなよ」と言って、冬はこたつに入って手作りのおはぎを食べさせてくれました。そうしていると、こころの傷も癒えて、温かい気持ちになったものです。

深く傷つく体験をした人には、どんな言葉も届かないと思うことはしょっちゅうあります。そんなときでも、隣のおばちゃんが私にしてくれたように、ささやかながらほっとできる場所を提供することは自分にもできるかもしれないと感じます。

困難な現実は人を成長させる

とても悲しい出来事や喪失体験が起きたあと、どういうステップを踏んでこころが回復するのかを説明しましょう。

心的外傷後成長（ＰＴＧ）という、アメリカの心理学者リチャード・テデスキとローレンス・カルホーンによって提唱された現象があります。これは、人生を根底から揺るがす

心的外傷後成長によるこころの道筋

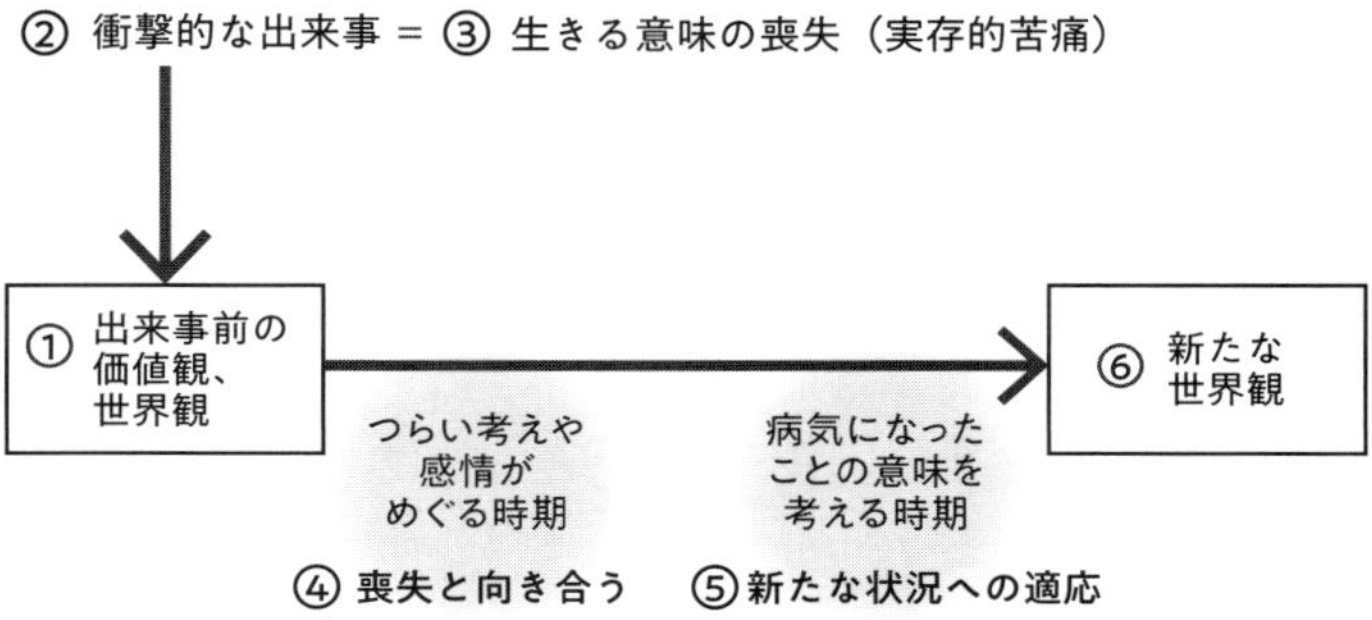

出典：心的外傷後成長(Posttraumatic Growth: PTG)モデル　Calhoun & Tedeschi, 2000

ようなつらく苦しい出来事が起きたときのこころの成長を指します。出来事のなかには、がんなどの大きな病気も含まれます。

上図は、重篤な病気になった状況を想定し、その心的外傷後成長によるこころの道筋を示したものです。

このような心理学の考え方は、すべての人にあてはまるものではなく、例外もあります。ただ、この道筋を紹介すると、患者さんの多くが「自分が歩んできた道筋と一緒です」と言い、自分自身の理解につながるようです。

上図に沿って説明すると、人は誰しも、無意識のうちに生きるうえでの前提となる価値観、世界観をもっています（①）。たとえば平和な世の中に生まれ、病気や大きなケガもなく生きてきたら、今日も明日も1年後も、あるいは10年後も、自分の人生が当たり前に続いていくと信じている人が多いでしょう。

そのような人に重い病気が見つかったり、被災したりするなど衝撃的な出来事（②）が起こると、こころに大きな変化が生じます。

まず、前提となっていた「当たり前のように自分の人生は続いていく」という価値観、世界観が崩れ去ります。そして、「自分がなんのために生きているのか」わからなくなってしまうことも一時的にあります。

実際、室田さんはそうでした。5年後の輝かしい未来があることを信じ、そこに向けてすべてを犠牲にして仕事にはげんでいましたが、病気によってその目標が描けなくなり、絶望したのです。

絶望とは、将来にまったく期待をもてなくなる状態を指します。この状況を緩和ケアの領域では実存的苦痛（③）と言いますが、このときに多くの人が精神的な危機を迎えます。たとえば、がん患者さんでは約5人に1人がうつ状態になるという調査結果があります[3]。また、がん告知後1年以内の自殺率は一般人口と比べて23・9倍に高まるというデータもあります[4]。

しかし、人のこころはずっと絶望した状態にとどまっているわけではありません。ここから、希望をもつための道筋が始まるのです。

まず喪失体験をした人は、その後怒りや悲しみなどつらい考えや感情が渦巻いて離れない時期がしばらく続きます。

本章でお伝えしたように、怒りや悲しみは現実と向き合い、こころの傷を癒やすために大切な役割を果たしています。十分に怒りや悲しみを味わうのは、この時期に喪失と向き合う（④）プロセスと言えます。

喪失と向き合い、こころの傷が癒えるにつれて負の感情の激しさは徐々にやわらいでいきます。そのなかで「起きてしまったことは変えられない」という考え方が現れます。これは、こころが現状を受け止めようとしているサインです。

すると、「この現実を変えられないとしたら、どう生きたらいいのか。どうしたら自分は生きる意味を見出せるのか」という問いが生まれます。これらの問いは、新たな状況への適応（⑤）である、こころの動きのはじまりを意味します。

こういった問いを自問自答し、さまざまな人々とのかかわりあいを通して気づきを得るなかで、新たな世界観（⑥）が生まれると考えられています。新たな世界観には衝撃的な出来事の体験を通して、生きることに対する考え方の深まりが示されており、それが心的外傷後成長です。困難な状況には、人を成長させる側面があるのです。

ただし、これらのプロセスを体験した人が「成長したぞ！」と達成感を感じることはまれです。あくまでも苦しみが表側にあり、その裏返しとしての心的外傷後成長であることを理解する必要があります。

がんになった患者さんの多くは、「病気になって良かったなんてまったく思えない。けれど、がんにならなければわからないことがあったのは確かだ」と言います。

困難に立ち向かうのは大変なことですが、こころはなんとか生き抜こうとします。こころのしなやかさを表す「レジリエンス」はもともと物理学の用語で、たわんだバネが元に戻る復元力を指します。こころもバネのように一度たわんだとしても、心的外傷後成長のプロセスを経て元に戻ろうとします。

このプロセスをたどる患者さんを見るたびに、たとえ一度絶望しても、人は現実と向き合い、新たに歩みだそうとする強さがあると感じます

このように書くだけならたやすいことです。もし私自身が実際に当事者として苛烈な体験をしたら、あのときの自分は真の厳しさを実感せずに理屈を並べていたと思うでしょう。

将来自分が絶望したときの苦しみは、いまの自分には計り知れないものです。しかし、そのときになれば自分も怒り、悲しみながらも現実と向き合っていくだろうということだけは、人生の先輩である患者さんの姿を通して確信できます。

命をつなぐこと

室田さんの心境は、その後どう変わったでしょうか。

がんに罹患してから半年後、私の外来を訪れた室田さんの表情は少し穏やかでした。病気がわかって室田さんが経営する会社の行く末が危ぶまれたものの、引き継ぎの体制も整い、事業を継続できる見通しが立ったそうです。

「正直ほっとしました。自分が会社の将来を見届けられないのは残念でしょうがないですが、仲間が私の想いを引き継ごうとがんばってくれたのがうれしかった。これまでの努力が無駄にならず、ほっとしました」

そのうえで、次のような言葉を続けられました。

「先日、花見に行ったんです。家の近くの桜並木が満開で、天気も良かったんで散歩に出かけました。雲ひとつない青空のもと、満開の花を目にして言葉にできないほどの感動を覚えました。毎年何気なく見ていた桜が、こんなに美しいものだったのかと。私の人生も短かったけど、少しは自分の想いを残せたのかな」

室田さんの目には涙があふれていました。

私は、厳しい運命と向き合い、生きる意味を見出そうともがいた室田さんのこころの道筋に想いを馳せました。そして、「室田さんが見られた桜は、ほんとうに美しかったんでしょうね。私もいつか、そんな美しい桜を見てみたいです」と言いました。

死という厳然たる事実と正面から向き合っても色あせないのは、愛情深い時間と、美しさにふれる体験ではないでしょうか。

むしろ死と向き合うからこそ、こころは内面の豊かさに目を向け、それまで気づかなかったことを感じるようになるのかもしれません。

注

[1] Lerner, Melvin J. & Montada, Leo (1998). An Overview: Advances in Belief in a Just World Theory and Methods, Leo Montada & M.J. Lerner (Eds.), *Responses to Victimizations and Belief in a Just World* (pp.1-7). Springer.

[2] Shear, Katherine & Frank, Ellen & R Houck, Patricia & F Reynolds 3rd, Charles, 'Treatment of Complicated Grief: A Randomized Controlled Trial', JAMA, 2005 January 1;293(21):2601-8.

[3] Yamauchi Takashi, et al. Death by Suicide and Other Externally Caused Injuries Following a Cancer Diagnosis: The Japan Public Health Center-based Prospective Study. *Psycho-oncology*. 2014 September; 23(9): 1034-41.

[4] Fang Fang, et al. Suicide and Cardiovascular Death After a Cancer Diagnosis. *The New England Journal of Medicine*. 2012 April 5.; 366: 1310-8.

第5章

自分を解放するために

不安や怒り、悲しみなど負の感情を比較的容易に解放できる人もいれば、うまくいかない人もいます。前章でお伝えしたように、こころが傷ついたときは怒り、悲しむことが大切であり、「泣くのは良くない」と、こころに蓋をすると先に進めません。

その背景には、「強い自分であらねばならない」「周囲に心配をかけてはいけない」といった個人の価値観が反映されている場合があります。「must（〜しなくてはならない）思考」の強さは、自己肯定感の低さ、承認要求の強さとも関連します。

本章では、患者さんのエピソードと私の体験をもとに、自分の感情を解放し、ありのままの自分を認めるためのヒントをお伝えします。

なぜ自分には厳しいのか

古田恵理さん（仮名・47歳女性）という患者さんが私の外来を受診しました。胃がんの手術後、再発予防を目的に抗がん剤治療を受けており、半年前に治療が終わったとのことでした。「体が重い感覚が続き、気持ちも晴れない」とふさぎ込んでいる古田さんを担当医が心配して、受診を勧めたそうです。

私の診察室に入ってくるやいなや、「もっとがんが進行して大変な人もいるでしょうに、自分なんかのために時間をとっていただいてすみません」と古田さんは頭を下げました。私は「とんでもありません。どうぞ遠慮しないで、今日はいろいろと話してください」と伝えたうえで、いまの状況についていくつか質問しました。

そこでわかったのは、治療が終了後も体調が戻らず、家事を十分にできないのを情けないと思っていること。家族に負担をかけて申し訳ないと、自分を責めていることでした。同席した夫の和夫さん（仮名・54歳）によると、「妻はすごく自分に厳しいんです。焦らずにゆっくりやればいいって、私も娘も言っているんですが。以前みたいにきびきびと動けないのが、もどかしいみたいです」とのことでした。

それに対して古田さんは、「私は自分の家がきれいになっていないと気がすまないんです」と言います。

「夫や娘の健康のために、きちんと食事をつくることは私の大切な仕事。でも、いまは体がだるくて、床にほこりが落ちていても掃除機をかける気力が湧かない。自分はどうなっちゃったんだろう、家族に申し訳なくて、そういう自分が情けないんです」と言葉を続けました。

私は古田さんに、「ずいぶんといまの自分を責めているのですね。けれど、申し訳ないというのは、自分に非があるときに使う言葉ですよ」と話し、そのうえでこうお伝えしました。

「古田さんはがんになって、手術や抗がん剤治療といった大変な治療を受けてきました。体がまだ本調子に戻らないのも、家事が以前のようにできないのも当然のこと。申し訳ないと思う必要はありませんよ」

それでも古田さんは「いいえ、自分がなまけ者だからダメなんです」という主張をゆずりません。

このような場合、いくら私が「あなたはがんばっていますよ」と言っても、相手は「そんなことありません」という返答に終始し、押し問答になってしまいます。古田さんのように、自分に厳しいまなざしを向ける人の信念は簡単には揺らぎません。

こんなとき私は、たとえば次のように視点を変えることを提案します。

「勝手に夫の和夫さんをたとえ話に登場させて恐縮ですが、もし和夫さんががんになり、手術をして抗がん剤治療を受けたとします。その後、和夫さんの体調が戻らず、仕事が十分できない状況になったとします。和夫さんが、〝情けない。妻や娘に対して申し訳ない〟とご自身を責めていたらどうでしょう。古田さんはどのような言葉をかけると思いますか？」

「病気になったのはあなたのせいじゃないから、ゆっくり休んで、と言います」

「ですよね。和夫さんに対してはやさしい言葉をかけるのに、同じ状況でもご自身のことは情けなく感じ、厳しい言葉を投げかける。これはダブル・スタンダードとも言えます。あえて意地悪な聞き方をしますと、どちらかは偽りなのでしょうか？」

「どちらもほんとうの自分の気持ちです」

「私もそうだと思います。古田さんは他者にはやさしいのに、自分には病気でもがんばらなければいけないと、厳しい条件を課しているのではないでしょうか」

「そう言われれば、そうかもしれません」

「なぜ自分のことは厳しく律しようとするのか、もし気持ちのゆとりがあれば次の診察までに考えてみてください」

「なかなか難しい宿題ですが、考えてみます」

「ｗａｎｔ」の自分と「ｍｕｓｔ」の自分

ふだんは意識しないことが多いですが、こころのなかには、「ｗａｎｔ（～したい）」と「ｍｕｓｔ（～しなくてはならない）」の相反する自分が存在します。

幼い頃は、泣きたい、甘えたいといった「ｗａｎｔ」しかありません。まわりの状況はおかまいなしに、おなかがすけば「ごはんが食べたい」と訴え、いやなことは拒否し、好奇心のおもむくまま一生懸命に遊びます。「ｗａｎｔ」のときは感情や感性が優位で、自分にとって損か得かといった合理的な判断にはなりません。

その後成長する過程で、理性が優位で論理的な「もうひとりの自分」ができていきます。外に出て走りまわりたい「ｗａｎｔ」の自分にブレーキをかけ、「授業中は席についていなければならない」と言い聞かせる。それが「ｍｕｓｔ」の自分です。

「ｍｕｓｔ」が強くなるほど規範的な考えも強まり、「弱音を吐かずに我慢しなくてはならない」「もっと努力しなくてはならない」「立派な人間にならないといけない」というふうに、どんどん「ｗａｎｔ」の自分を抑え込んでしまいます。

「must」の自分は、親（養育者）のしつけ、学校教育、他者とのかかわり、所属する組織の規範意識などの影響を受けながら形づくられていきます。とくに、親（養育者）のしつけの影響は大きなものです。幼い頃のこころは真っ白なキャンバスのようで、そこに最初に描かれるものはその人が他人や社会を見る価値観の原型となるのです。

たとえば、子供が友達とけんかをして、泣きながら家に帰ってきたとします。そのとき子供のこころには、悲しい、悔しい、怖かったなどいろいろな気持ちが渦巻いているでしょう。それに対して、親が「悲しくて悔しいんだね」と気持ちを認めてくれると、「ｗａｎｔ」の自分は肯定され、悲しいときは悲しんでいいというメッセージになります。

反対に、「けんかをして泣くなんて弱虫がすることだ。もっと強くなれ」と言われたら、泣きたい気持ちを抑え込み、悲しくても我慢しなくてはならないという「ｍｕｓｔ」の自分がつくられるのです。

「ｗａｎｔ」と「ｍｕｓｔ」はどちらも自分であり、必要なものです。「ｗａｎｔ」が優位のときはやりたいことをやっている感覚、納得感があり、気持ちと行動がおおむね一致しているると言えます。

一方で、「ｍｕｓｔ」の発動により、「自分の意見は異なるが、相手のことを立てておこう」

「ここは踏んばりどころだ。遊びたいけれど、もうひとがんばりしよう」と自制をきかせるのが有効な場合もあります。

大切なのは、ふたつのバランスです。「ｍｕｓｔ」が強すぎて「ｗａｎｔ」の自分が疲れきっているのに、さらに厳しく接してもつらくなります。どんなときも「なまけてはいけない」「こんな自分で満足してはいけない」と、「ｍｕｓｔ」に従って生きると、古田さんのように危機に陥ってしまいます。バランスは大切ですが、年齢によっても心地よく感じる比重は変わります。

「ｍｕｓｔ」は努力の原動力にもなるため、活力にあふれる若い時期には、強い「ｍｕｓｔ」に駆り立てられてもやっていけることが多いのです。

けれど、努力しても報われない感覚が続けば燃え尽きてしまい、強い自己否定につながることもあります。才能や魅力にあふれ、華々しく活躍して見える人が自殺すると、「なんであの人が死を選ぶのか」と周囲は驚きます。おそらくその人は強い「ｍｕｓｔ」に苦しんでいたのだろうと私は想像します。

強い「ｍｕｓｔ」に縛られてきた人が、それに従うエネルギーが失われたとき、人生の転換期を迎えます。人生の後半になって心身の衰えを感じはじめると、こころは悲鳴をあげます。これがいわゆる「ミドルエイジ・クライシス（中年の危機）」であり、その後の人生を豊かなものにするには、強い「ｍｕｓｔ」を手放す必要があります。古田さんのように病気と向き合うことによって、「ｍｕｓｔ」を緩める変化が必要となる場合もあります。

自己肯定感の本質

「自己肯定感」という言葉がありますが、自己肯定感にも「ｗａｎｔ」と「ｍｕｓｔ」が関連します。みなさんは自己肯定感が高い人にどういうイメージをもつでしょうか。

自信満々に見える、収入が多い、友人が多くて社交的、周囲に必要とされる……。このような要素が自己肯定感に関係することもありますが、本質的には異なります。

自信満々に見えても虚勢を張っている場合もあれば、すべてを兼ね備えているような人でも「自分はダメだ」と思い込み、もがき苦しんでいることもあります。

本質的に自己肯定感が高いとは、「どんなときでも、自分は自分でいい」と思えることです。

自己肯定感が低い人の潜在意識に共通するのは、強い「ｍｕｓｔ」です。普通ではまず到達できないような「ｍｕｓｔ」の基準があると、どんなにがんばって成長しても「こんな程度ではまだまだダメだ」と、自分を認めようとしません。

そこまで完璧主義ではなくても、状況によって自己否定に陥る場合もあります。古田さんの例では、健康なときは「ｍｕｓｔ」の基準（家事をきちんとこなす）を満たしていたので自分を肯定できました。ところが、病気によって基準をクリアできなくなると、自分を許せなくなったのです。

「毒親」と自己肯定感

自己肯定感が低いままだと、生きづらくなります。その背景には「ｍｕｓｔ」の存在が強くあり、「ｍｕｓｔ」が生まれるプロセスの多くには親の教育方針が関与しています。

たとえば、「一流の学校を出なければダメだ」という親の価値観を引きずり、「学歴が低い自分はダメだ」という自己否定と長く（ときに一生）闘うことを余儀なくされるなどです。

では、自己肯定感の低さは親の責任なのかという疑問が生じますが、これについてはさまざまな見方ができます。子供をコントロールし、強い負の影響を与える親は「毒親」と呼ばれますが、その表現には賛否両論あり、多様な意見があることが見てとれます。

そのひとつは、自分の在り方を省みるためだというものです。親の強い支配に苦しんでいる人にとっては、支配者に「毒親」と強烈にネガティブなラベリング（思い込み、決めつけ）をすることで親と自分を切り離し、自由になれると思えるのかもしれません。

一方で「自分は悪くない」という免罪符を得ることになり、「こうなったのは親のせいだからしょうがない」と、自分の在り方を省みなくなるという意見も聞かれます。

また、親の立場からすれば、子供のことを一生懸命考えての行動であり、その背景にはひと昔前の価値観や親の親（子供の祖父母）からのしつけの影響もありそうです。自己否定は世代間で連鎖するという事実は知られており、「毒親的な行動」は受け継がれるとも言われます。そうなると、子供のために良かれと思っている親を「毒親」と決めつけるのは酷ではないでしょうか。

さらに、子供に対する支配の程度によっても、「毒親」の意味合いは変わってきます。「毒親」を超えて犯罪者と言うべき虐待もありますし、子供の被害意識が強いあまりに「毒親」と一方的にラベリングしているような場合もあるでしょう。

このような多くの視点があるので、私は自己肯定感が低いことの苦しみは「毒親」によるものだと単純化することはできません。ただ、苦しみの多くは親との関係に端を発しているのは確かであり、当事者が自分の親を「毒親」だと思わざるをえない気持ちを否定もしません。

私自身も、自己肯定感の低さに苦しんできました。両親から「おまえは詰めが甘い」「努力が足りない」と厳しい言葉を投げつけられ、私は自分に自信がもてませんでした。高校生の頃は周囲の評価ばかりを気にして、自分自身を見失っていました。

一時期は両親の育て方に怒りが湧き、かなり反発していましたが、いまは文句を言う気持ちはなくなりました。終戦前後に生まれた両親にはやむを得ない事情があったと理解でき、育ててもらったことにも感謝しています。

私個人の考えですが、親の心理的支配と闘っている最中には、ときに親を「毒親」とラベリングするような、劇薬と思える方法も必要な場合があります。闘いのあとで支配から離れられたら、親と真に対等な関係を築けます。そのときには「毒親」のような強い言葉は必要がなく、むしろ違和感をもつのではないでしょうか。

「あなたと親の関係など、私の悲惨な経験からすれば甘いものだ。だからそんなことが言えるんだ」と思う人もいるでしょう。親という存在に対する想いは人それぞれですが、私の体験からはそう感じます。

自分に厳しい人の背景

抗がん剤治療の終了後、なかなか体調が元に戻らない古田さんが、また私の診察室を訪れました。前回の診察の際に、きちんと家事をこなせないことを否定する古田さんに対し、私は「なぜ自分のことは厳しく律しようとするのか、考えてみてください」とお願いしました。そのときから2週間がたちました。

「前回は、古田さんがご自身に厳しい考え方をするとお話ししましたが、その後どのようにお過ごしですか」

「相変わらず〝こんな自分じゃダメだ〟と思ってしまい、落ち込んでいます。先生に言われて、〝そこまで完璧を求めなくてもいいじゃない〟と思うのですが、つい〝それじゃダメだ〟という想いが勝ってしまうんです」

「なぜ自分をそこまで律するようになったのか、その原因を考えてみたでしょうか？」

「いろいろ考えてみましたが、あまり思いあたりません。やっぱり自分が弱い人間だからではないでしょうか」

「ｍｕｓｔ」から自由になる方法は、その程度によって異なります。自分の規範意識が強すぎると気づき、意識的に改められる人もいます。

一方で、古田さんのように、「ｍｕｓｔ」の束縛に気づいても、なかなか考え方のクセから逃れられない人は多くいます。その場合、次のように過去を振り返る作業をします。

まず、ある質問から始めます。

「子育ての経験がある古田さんなら実感されているでしょうが、子供は完璧主義ではないですよね。古田さんも、幼い頃はのびのびと自分の欲求や感情のままに生きていたでしょう。いまのように完璧主義になったポイントがあったと思うのですが、いつからそのような〝きちんとしなくては〟という考え方が芽生えたんですか？」

「父によると、小さい頃の私はやんちゃでわがままだったそうです。振り返ってみると、変わったのは、12歳のときに母が病気で亡くなってからかもしれません。仕事をしながら私と2歳年下の弟を育てていた父はとても苦労をしていました。そんな父を見て、心配や迷惑をかけてはいけないと考え、家事を手伝うようになりました」
「古田さんなりに、家族を守ろうとがんばってこられたのですね」
「父が〝恵理ちゃんが手伝ってくれて助かるよ〟とほめてくれると、とてもうれしかった。母はしっかりした人だったので、子供ながらに母の代わりになろうとしていたのかもしれません。父から〝そんなにがんばらなくてもいいよ〟と言われるくらい、しっかりしようとする意識に拍車がかかっていました」

家族を支えようとずっと一生懸命だった古田さんの小さい頃の姿を、私は想像しました。古田さんがなぜそこまできちんと家事をこなすことに執着するのか不思議に思っていましたが、子供時代のエピソードを聞いて、謎が解けた気がしました。そして、次のように声をかけました。

「古田さんの〝きちんとしなければならない〟という考え方は、子供のときの経験からできあがったんですね。〝お父さんに迷惑をかけないよう力になりたい〟と、小さい頃からがんばってきたのでしょう。けれど、いまはご主人や娘さんを頼っても十分やっていけるんじゃないでしょうか」
「そうかもしれません。夫も娘もやさしいから、甘えてみようかしら」

その後外来でお会いしたとき、自身をがんじがらめにしていた「ｍｕｓｔ」から少し解放されたのか、古田さんの表情はこころなしかやわらかく見えました。そして、家事ができないときも「体調が良くないのだからしょうがない」と少しずつ思えるようになり、家族と協力しながら対応できるようになったそうです。

「ｍｕｓｔ」の探求プロセス

カウンセリングや精神科の診察では、生い立ちから始まり、これまで歩んできた人生についてお聞きすることがあります。古田さんのケースのように、「ｍｕｓｔ」思考ができあがったプロセスを一緒に探求するのが目的のひとつです。

古田さんは、わずかなヒントをもとに自分の「ｍｕｓｔ」に気づきました。多くの場合、1回のカウンセリングではたどりつかず、生い立ちから現在にいたるプロセスを何回かに分けて振り返ります。そのなかで「あのときの経験が価値観に影響を与えている」など見えてくるものがあり、それを患者さんやクライエント（相談者）と共有していきます。

私の診療でこの作業に取り組む際には、あらかじめ次の6項目について、ご自身で振り返って紙に書いていただいています。

1　どのような家族（親）のもとに生まれ、どのように育てられたか。
2　少年・少女時代は、どのように過ごしたか。
3　思春期には、どのようなことを考えたか。
4　成人してからは、どのように社会（仕事、家族、友人など）と向き合ってきたか。
5　病気になる前は、どのようなことが大事だと考えていたか。
6　病気になる前は、どのようなことが嫌いだったか。

私たちは自分自身の歴史を生きています。幼児期に親や周囲から与えられた価値観、子供のときに友達との関係から学んだこと、思春期のさまざまな思い、社会人としての経験など、人生には折々に重要な出来事があります。

それらについて順を追って振り返ることで、自分がどのような人間で、どんな人間になろうとしているのかが具体的に見えてきます。

6つの項目を書きだすだけで多くの気づきがあった人もいます。みなさんもぜひ試してみてください。

そして、「must」に縛られた生き方が立ち行かなくなっていると感じているなら、自分の「must」がどういうもので、どのようなプロセスによってできあがったのかを理解し、勇気をもって反抗してみてください。

最初は小さな反抗から

私にとってはじめて「must」に反抗した経験はとても印象的なものでした。40代なかばのことで、初の反抗としては遅いかもしれません。

父から「社会のために役に立つ人間になれ」と言われながら育ち、大人になったのちもそれが私の強い「must」になっていました。「must」の要求にこたえるべく仕事を最優先にし、どんなにやりたくないことでも気持ちを奮い立たせて取り組んでいたのです。

けれど中年期になり、若い頃のようなエネルギーが枯渇すると、私のこころは悲鳴をあげるようになりました。自分の心理状況を分析し、「must」を手放さなくてはと頭では理解していたものの、実行に移すのはなかなか大変でした。

思いきって手放せば楽になるとわかっていても、その経験がない自分には一歩を踏み出すのが難しかったのです。安全だとわかっていても、高い飛び込み台の前で足がすくむような、バンジージャンプをなかなか飛べないような、そんな感覚だったと思います。

あるとき、私に転機が訪れました。その日は仕事関係者の会合に参加する予定でしたが、自分がいてもさして意味がないように感じ、気が進みませんでした。

折りしも、こころをひかれていた絵本作家ターシャ・テューダーの人生を描いた映画が公開中で、その日を逃したら映画を見られないかもしれないとの気持ちもありました。そこで私は勇気を出して会合を断わり、映画を見にいったのです。

ターシャ・テューダーは50代後半でアメリカの田舎町に移り住み、自給自足に近いひとり暮らしを始め、生涯続けました。そのライフスタイルはアメリカだけでなく日本でも話題となり、熱心なファンを獲得しています。

映画では、「自然の美しさのなかで過ごす日々は、毎日がバケーションのようだ」との言葉どおり、自分のこころのままに生きているターシャ・テューダーの姿が描かれていました。映画が終わったときは感動に包まれ、こころが温かくなっていました。

その夜、眠りにつくときもこころは〝ほかほか〟したままで、充実感に満ちていました。いままでの自分にはなかったもので、とった行動に対して「この方向でいいんだ」と、確信めいた感覚もありました。

それからは、「ｍｕｓｔ」に背くことに自信をもてるようになり、反抗のやり方が徐々に大胆に、自由になっていきました。

自分の経験から言うと、「ｍｕｓｔ」への反抗は、いきなり転職といった大きなことに踏み出さず、ささやかな行動から始めるのをおすすめします。最初はリスクが少ないことを試してみて、その後は実験のように「自分が求めている方向はこちらだろうか」と探りながら進めるのです。ささやかでも、「ｗａｎｔ」の自分が、「こちらでいいんだよ」というレスポンスをしてくれるでしょう。

こころが危機に陥っているときは、理性的、理論的な考えだけで選択すると、道に迷ってしまうかもしれません。胸に手を当て、「ｗａｎｔ」の自分と対話し、「これで良かったのか」と確認することが大切です。ほかには、ワクワクする出来事があったら、コストがかかってもきちんと取り組むことを意識してみましょう。

次に、「ｍｕｓｔ」から自由になるためのプロセスを見ていきます。

解放への3つのステップ

私の外来で何度かカウンセリングを行った古田さんは、少しずつ気持ちが楽になっていきましたが、短期間に考え方を転換できない場合もあります。

そのような「ｍｕｓｔ」の意識が強い人には傾向があります。

まず、「きちんとしているべき」との思いが強く、がんばりつづけようとします。へとへとになっても、自分自身に対して「がんばらないとダメだ」と厳しい言葉をかけつづけます。「休みたい」「誰かに代わってもらいたい」「弱音を吐きたい」といった「ｗａｎｔ」の声は、強い「ｍｕｓｔ」の前にかき消されてしまうのです。

また、「ｗａｎｔ」の声が聞こえないと、ほんとうの自分がわからないという悩みが生じます。まわりの目を気にしてばかりだと自信をもてません。いやなことを拒否し、やりたいことや好きなものを明確に言える人にあこがれることもあります。

さらに、感情を押し殺し、いやなものや理不尽なことを受け入れるクセがつくと、喜怒哀楽すべての感情が凍りついてしまいます。そうなると、生きている実感が失われることもあります。

私のカウンセリングでは、「ｍｕｓｔ」に苦しんでいる相談者に以下の３つのステップを提案します。

１　「ｍｕｓｔ」と「ｗａｎｔ」を分ける

最初のステップは、「ｍｕｓｔ」の声と「ｗａｎｔ」の声を分けることです。

「休みたい」「自由になりたい」といった「ｗａｎｔ」の声と、「なまけたらダメだ」「努力しつづけるべきだ」といった「ｍｕｓｔ」の声がこころのなかで同居していると理解し、それらを客観的な視点をもとに切り分けていきます。

ふたつに分けることで、相反する声の存在について知ることができます。それにより、苦しみの要因となる、こころの葛藤がどうして起こるのかがわかり、気持ちの整理が進みます。

「ｍｕｓｔ」がそれほど強くない人なら、このステップによって「ｗａｎｔ」の声を大切にし、行動にも反映できるようになります。

「ｗａｎｔ」を大切にしたい気持ちはあっても、長年「ｍｕｓｔ」に縛られていて考え方を変えられない場合は、次のステップに進みます。

2 なぜ「ｍｕｓｔ」が生まれたのかを知る

ふたつめは、古田さんとのカウンセリングでも行いましたが、自分が歩んできた歴史を振り返ることです。生い立ちから家族構成、それまでの人生において大切な出来事などを書きだします。それらを振り返ると、なぜこころのなかに強い「ｍｕｓｔ」ができあがったのか、その過程や理由が見えてきます。

ありのままの自分を認めてもらえず、厳しすぎるしつけを通して強い「ｍｕｓｔ」に縛られるようになった人もいるでしょう。古田さんのように、家庭環境から「自分が、がんばらなければいけない」との意識が根づく場合もあります。

カウンセリングの際に過去を振り返ることはよくありますが、「このような過程のなかで〝ｍｕｓｔ〟ができあがった」と気づけたら、変わるチャンスが訪れます。「ｍｕｓｔ」の正体がわかると、「いまは過去とは状況が異なるのだから、〝ｍｕｓｔ〟の声に従う必要はない」と実感できます。そうなれば確信をもって、「ｍｕｓｔ」から自由になれるのです。

1と2のステップを経ても、「ｍｕｓｔ」の声が強く、そこからの解放が難しい場合もあります。「ｍｕｓｔ」思考が理不尽だとわかっていても、その声が強いほど反抗も困難になります。

私自身も1と2のステップでは解放されませんでした。私のなかに強い「ｍｕｓｔ」ができあがった過程は以下のようなものでした。

幼稚園に通っていた頃スキップがうまくできず、ひとりだけスキップの練習をみんなの前でさせられたことがあります。不器用な姿を友達に笑われ、それ以来幼稚園に通えなくなりました。

私はおっちょこちょいでミスが多く、また気分にもむらがあり、コツコツ努力することが苦手でした。緊張しがちでもあり、成長してからも試験や発表などの本番で結果を出せないことがよくありました。

いまの時代なら、スキップも試験も「そんなところも含めて、きみらしさだよ」と言ってもらえるかもしれませんが、当時の私は「もっと努力しないと」「真剣さが足りない」といった言葉を両親や教師から多く投げかけられました。

こうして、いつしか私のなかに、「自分はなまけ者だから、気を抜くとダメになる。だから、がんばりつづけないといけない」という強い「ｍｕｓｔ」の声ができあがったように思います。

そのときすでに、頭の中では生き方をどう変えたらいいのかに対する答えは見えていました。多くの心理学の本にも、「ｗａｎｔ」の声に従うと書かれているからです。なにより、私が対話したがん患者さんたちが、他人の期待など気にせず、こころのままに生きればいいことを、身をもって示してくれました。

それでも、新たな道に踏み出すことに対する恐れが勝り、その後ますます精神的な危機が強まることになりました。

なぜ私は、生き方を変えることができなかったのでしょうか。

「ｍｕｓｔ」に従うのは苦しくても、その生き方を手放すことがとても怖かったからです。「ｍｕｓｔ」に駆り立てられて、なんとかやってこられたと自分で思っていたためでもあります。

「ｗａｎｔ」に従って生きる人生は未知の世界です。私の場合、「自分は根本的にはなまけ者だ」と思い込んでいるので、そんな選択をしたらほんとうにダメになり破滅してしまうのではという強い恐れがありました。

3　自分を許し、愛する

子供のときの私はいじめられっ子で、いじめる側の理不尽さにとてつもない悔しさを覚えました。いじめられた夜には、「明日こそやりかえすぞ。こんな関係は終わらせてやるんだ」と誓ったものです。

けれど、一度できあがった強者と弱者の関係性を変えるのは難しく、翌日いじめっ子の前に出ると萎縮してしまい、同じように負けてしまうのです。このあと、私が勇気を出して一歩踏み出せるようになるまでには7～8年かかりました。

以前私が働いていた病院には小児科があり、がんの治療を受けている子供たちと対話することがよくありました。それは、大人になって忘れていた子供のこころの在り方について、異なる視点から見る機会になりました。

5歳のこころ、8歳のこころ、11歳のこころ、思春期のこころ……。それぞれに違いはありますが、小児科病棟に入院している子供たちはみな病気と向き合い、懸命に自分の居場所を探しているように私には見えました。

そんななか、ある日ふと子供の頃の自分を思い出しました。自分も幼いなりに精一杯、居場所を探してもがいていたのだと。

すると、当時の自分を慈しむ気持ちが湧いてきたのです。そして、凍りついていると思っていた感情が解け、涙が流れました。

そのとき私は、こころに湧いてきた言葉を急いで書きとめました。それは以下のものです。


愛しましょう、不器用に生きてきた自分を。

教室の片隅で居場所がなくて怯《おび》えていた自分を。

両親に、ありのままの自分でいることを禁止されていた自分を。

認められたいと無様にがんばってきた自分を。

それが私の生きざま。

ずっと自分のことをダメなやつと思って生きてきたけど、苦しみながらここまでなんとかやってきたんだ。


このようなプロセスを経て、「ｍｕｓｔ」から解放されたと思えたのは、45歳のときでした。そんなに長いあいだ自分のことをダメだと思いながら生きてきたのかと、あらためて驚きました。

不器用で無様かもしれないが、ここまで生きてきたのだと、ようやく私は自分を許し、愛せるようになったのだと思います。

自分の体験を話してきましたが、「自分を許し、愛する」ことが「ｍｕｓｔ」から解放されるための３つめのステップです。

私のように「ｍｕｓｔ」の声に長年反抗できない人は多いと思います。「自分はダメな人間だ」「がんばらないと終わりだ」といった自己否定の声が聞こえてきて、とらわれてしまうのです。

自分の経験からですが、そんな場合には「長年苦しみながらも、なんとかここまで投げ出さずにやってきたんだ」といった具合に、「ｍｕｓｔ」に縛られている自分を許すことができれば、最初の一歩を踏み出せるのではないでしょうか。

ふたつの変化――①怒りの感情が湧く

私の場合、自分自身を許せるようになってから、「ｍｕｓｔ」の呪縛が緩んできた感覚がありました。そして、少しずつ自分を大切にしたいという気持ちや、自分を愛する気持ちが湧いてきたのです。

そうなると、ふたつの変化が自分のなかに起きました。

ひとつは、理不尽なことに対して怒りの感情が湧くようになったのです。

それまでは私のことを軽んじる態度や行動をとる人に対して、「しょうがない、自分が我慢すればいい」と耐えていました。自分の態度が相手の増長を許し、横柄な対応に拍車をかける状況を作ったのかもしれません。そういった積み重ねから、ますますむなしさが募ったように思います。

自分を愛するようになると、相手の無礼な言動に我慢できなくなりました。自分をからかう発言には腹が立ち、「そんなことを言われる筋合いはない。発言を撤回してほしい」と求めたこともありました。

また、頼まれごとを引き受けたあとに感謝の言葉すらないと、「私をなんだと思っているんだ。こんな人間の頼みは二度と引き受けないぞ」と、こころのなかで誓うこともありました。

振り返れば些細なことに腹を立てたようにも見えますが、当時はやっと眠りから覚めて歩き出そうとしていた「ｗａｎｔ」の自分を守ろうと必死だったように思います。

ふたつの変化――②「自分がしたい」ことをする

もうひとつの変化は、「自分がしたい」ことをするようになったことです。

たとえば、行きたいコンサートがあり、東京の公演はチケットが売り切れていて、名古屋ならまだチケットがあるとします。それまでの自分だったら、「名古屋まで行くこともないな」とあきらめていたでしょう。それが、「コンサートに行きたい」という胸の高鳴りを少しでも感じたら、「これは行くしかない」という気持ちに変わったのです。

こうやって「ｗａｎｔ」の声をキャッチして行動することで、自分自身の「ｗａｎｔ」を育てようとしたのだと思います。「ｗａｎｔ」がメッセージを発しても、自分が無視したら、その声は小さくなってしまうからです。

このふたつの変化を経て、喜怒哀楽の感情も豊かになりました。私にとってこの変化は、「ｗａｎｔ」の自分を解放するのに必要なプロセスだったと思います。

のちに紅葉シーズンに軽井沢を訪れたとき、圧倒的な美しさをこころいっぱいに感じ、涙があふれてきました。凍りついていたこころが解け、こんなふうに感じられるようになったのだと、うれしかったのを覚えています。

カウンセリングでの失敗

「ｍｕｓｔ」から自由になった直後は大きな解放感があり、こころは晴れ晴れとしていました。いじめっ子がいない世界に来たような安心感もありました。

当時の自分はその感覚をカウンセリングの相談者にも味わってもらいたくて、「ｍｕｓｔ」思考が強い人には「早くその考えを捨てて楽になりましょう」と勧めることがありました。

私の強いはたらきかけが効果的だったと思える相談者もいる一方、自分の生き方を否定されたように感じた人もいたかもしれません。

また、「ｍｕｓｔ」に反抗したくても実行に移せなければ、「せっかく勇気づけてもらったのに、いまだに縛られている自分はダメな人間だ」といった、自己否定の上塗りにつながる場合もあります。それでは、「ｍｕｓｔ」から解放されるための「自分を許し、愛する」ステップと逆行してしまいます。

カウンセラーは相談者の気持ちを尊重し、傷つけないように最大限の配慮をしなければなりません。当時の私は自分の気持ちが先走ったときもあったと猛省しています。

こうしてあらためて振り返り、カウンセリングを続けることに恐れを感じる一方で、これからもできるだけ自分を省みながら、この仕事を続けるしかないとの思いにいたっています。

カウンセリングは悩みを解決する機会になるので、もしカウンセリングを受けたいと思っているなら、その気持ちがしぼまないようにと願います。けれど、医療行為に副作用があるように、カウンセリングには傷つくリスクがあることもたしかです。

納得がいかなければカウンセラーの言うことを受け入れる必要はありませんし、相性が合わない場合は躊躇《ちゅうちょ》せずにカウンセラーの変更を検討するといいでしょう。

「ｍｕｓｔ」が強い人の事情

過去の反省のもとに私のカウンセリングがどう変化したかというと、「ｍｕｓｔ」に支配されている相談者の生き方を、まずは肯定するようになりました。

たとえば古田さんは、12歳のときに母親が亡くなり、苦労していた父親を目の当たりにして「長子の自分がしっかりして、父を助けなければならない」と思ったことが「ｍｕｓｔ」の発端です。

その状況であれば、無邪気に過ごしたい気持ちを封印して、家族のために大人びたふるまいをしたことは、ある意味必要だったと思います。

別の男性の患者さんは両親から強い期待を受けて育ち、社会的に成功することを課されました。彼は子供のとき、学校の成績が良いと母親にほめられ、悪いと激しく怒られました。そうして成長し、「優秀な自分でないと愛されない」という「ｍｕｓｔ」ができあがったのです。

こういうタイプはリーダー型が多く、社会的に成功している人もよくいます。一方で、成功しつづけないといけないというプレッシャーに押しつぶされそうになっている場合も多く、何かのつまずきをきっかけに、もろく崩れてしまうこともあります。

私はカウンセリングのなかで、こういった事情や背景を細かく聞いていきます。そのうえで相談者には、体験によって強い「ｍｕｓｔ」ができあがり、葛藤する苦しみが生じるのは理解できるし、その「ｍｕｓｔ」からすぐに自由になれないのも当然かもしれないといったことを伝えます。

それとともに、苦しみながらここまでやってきた道のりに私もともに想いを馳せます。簡単でなくても、このようなプロセスを丁寧に積み上げていくことで、「自分を許し、愛する」ステップが進むことがあります。

けわしい道のりを一歩一歩一緒に進むように、カウンセリングのなかで自分自身を認めていくための作業を、相談者とともに続けるのです。

部下に厳しい医師の承認欲求

「ｍｕｓｔ」が強いことは、承認欲求とも関連します。私自身も承認欲求が強い時期があり、そのことに苦しみました。

ここで、ある医師の生い立ちと体験を通して承認欲求ができあがる過程について見ていきます。

病院勤務の横山医師（仮名）は大学卒業後、並々ならぬ努力によって、外科医としての経験を積み重ねてきました。「神の手」と言われるほどの横山医師の手術を受けるために全国から多くの患者が訪れ、その評判は確固たるものでした。

入院患者には朝晩の回診を欠かさず、穏やかにはげましの声をかけるなど、横山医師は患者やその家族に対して熱意をもって接しました。容態に急な変化があれば、休みであっても駆けつけ、「技術だけでなく人格も素晴らしい」との声が多く寄せられました。

一方で部下には厳しく、ミスをすると手術中でも激しく叱責し、「外科医として失格だ」といった言葉を投げかけることもしょっちゅうでした。

部下の医師のひとりは自信を喪失し、うつ状態になって休職にいたりました。その後復職しましたが外科医としてやっていけそうになく、ほかの科に転向しました。

その様子を見かねた病院長が「患者さんやご家族に対するように、部下にももっと愛情をもって接してください」と指導を行いましたが、横山医師は聞く耳をもたず、毅然《きぜん》とこう反論しました。

「手術室は戦場です。そんな甘っちょろいことでは患者さんの命にかかわりますし、将来ロクな医師になりません。厳しく指導することが、患者さんにとっても後輩にとっても自分の責務だと思っています」

みなさんは横山医師のことをどう思いますか? なぜ患者やその家族には温かいのに、部下には冷徹という二面性をもつのでしょうか。

私は医師になって以降、彼のような人をたくさん見てきました。他業種でも、顧客には評判が良いのに同僚からは避けられている、部下にはパワハラのような態度をとる人もいるでしょう。

20年以上前のことですが、私の研修医時代は横山医師のような態度が問題になることはありませんでした。いまならパワハラと認定され、どんなに医師として優れていても組織では居場所を失うおそれが高いでしょう。そうなったら、その医師は精神的に危機的な状況に陥るのではないでしょうか。

後輩の育成は大切ですし、間違ったことに対しては指導する必要があります。一方で、教育は部下に敬意と愛情をもって行わなくてはなりません。

じつは私にも、医師はあらゆるものを犠牲にして患者やその家族にベストを尽くすべきだと考えた時期がありました。横山医師のようなタイプの医師が尊敬に値すると、あこがれていたのです。率直なところ、自分にも横山医師と似た側面があったと思います。いまはこころから反省し、改めるように心がけています。そのようなふるまいの多くは、承認欲求など利己的な動機に基づいているからです。

私は横山医師のような人を見ると、「この人は一生懸命、人生の第一ステージの課題に取り組んでいるんだ」と感じます（人生のふたつのステージについては、第6章で説明します）。自分が部下ならたまったものではありませんが、第三者の視点に立つと、「僕を認めてよ！」という子供時代からのこころの叫びが聞こえてきます。こころの奥底にある「傷つき」を想像すると、過去の自分と重ね合わせ、横山医師のような人を愛おしくさえ思えてきます。

訪れた危機

横山医師はその後も同じような態度で仕事を続けていました。徐々に社会がハラスメントに対して厳しい対応を行うようになり、以前なら外科医として優秀であるために見逃されてきた横山医師も、だんだん風あたりが強くなっていると感じるようになりました。

それでも彼はいっそう意固地になり、「患者のために妥協するわけにはいかない」と自身の言動を正当化し、態度をあらためませんでした。こうして、徐々に病院内で孤立していきました。

ついに彼は、若手の医師3人からパワハラで訴えられる事態となりました。彼らは横山医師の言動を詳細に記録していました。横山医師は不安を感じながらも、「自分は患者のために一生懸命働いてきた。患者や家族の信頼は絶大であり、私の力で多くの症例がこの病院に集まっている。病院はきっと自分を守ってくれるだろう」と自身に言い聞かせていたそうです。しかし、査問委員会が開かれ、擁護する人がいる一方で多くの委員から厳しい意見が相次ぎ、進退きわまった状態になりました。

横山医師は絶望しました。長年がんばってきたことが否定されたと感じてうつ病になり、一時期は自殺も考えました。ただ、妻と二人の娘を残して人生を終わらすこともできず、困り果てたのち、私のもとに相談に訪れました。

憔悴した姿を見て、私は「ずっと走りつづけてきたのですから、少し休んでもいいでしょう」と休職のための診断書を書き、抗うつ薬を処方しました。そして、いまは頭を休めるのが仕事だと思って、家でごろごろ寝ているか、こころがリラックスできる行動をとることを勧めました。

欲求の封印

少し思考力が回復してきた頃、私は彼の話をじっくり聞くことにしました。

横山医師の父親も著名な外科医だったそうです。一方で家庭内では権威的にふるまい、専業主婦の母親は夫に逆らえなかったと言います。いまなら「モラハラ」と認定されるでしょうが、「誰のおかげで生活できると思っているんだ」とたびたび口にし、家族を支配していました。母親は穏やかな性格でしたが、父親が帰宅すると、家庭内に緊迫感が漂ったそうです。

横山医師が子供のとき親しかった友達の家は、彼の家とは正反対でした。遊びに行くと友達のお母さんは温かく迎えてくれて、家にいるときのお父さんは冗談を言ったりおどけてみせたりして、家族をなごませていました。ピリピリした雰囲気はなく、横山少年は内心うらやましくてしょうがありませんでした。

その友達から、家族と過ごした楽しい休日について聞いた横山少年は、誕生日に遊園地に連れていってほしいと父親に一度だけ頼んだことがあるそうです。父親は承諾し、横山少年はその日を心待ちにしていました。

けれど当日の朝、父から「大切な急用ができたから遊園地には行けない」と言われたのです。横山少年はこころの底から落胆し、泣きながら抗議しましたが、逆に「遊園地ぐらいなんだ。自分の仕事には人の命がかかっている。わがままを言うな」と怒られてしまいました。

おそらくこの出来事は、横山少年にとって大きなこころの傷になったのでしょう。それ以降彼は、「自分がこうしたい」という主張は「わがまま」だとこころのなかで変換し、欲求を封印するようになりました。

横山医師は長男として生まれ、幼い頃から父親に外科医の素晴らしさについて教えられました。勉学にはげむことが第一であり、成績が良ければほめられる一方で、悪ければ烈火のごとく叱られたと言います。

このような背景を経て、父親に対して畏怖《いふ》を感じるとともに、絶対に逆らえない、逆らったら見捨てられかねないという無力感が、横山少年のこころに深く根差すようになりました。「無力な自分が認められるには、父のような外科医になるしかない」と思い込んだのも無理もないことです。

そして「患者を助ける」という大義のもとに、ほんとうの気持ちを隠しながら、周囲に認められるための努力を彼は始めました。一方で、「こうしたい」という欲求を封印せざるをえなかった悔しさや怒りが鬱積《うっせき》して、それが部下や周囲を大義で支配する行動へと転換したのかもしれません。

カウンセリングの対話のなかでこのことに気づいた横山医師は、過去の自分の苦労と、自分が傷つけた人たちのことに想いを馳せるようになりました。

その後だんだん彼の表情はやわらいでいき、好きな趣味の話をするときは無邪気な一面を見せるまでになりました。そんな彼を見て、もともとは穏やかな性質なんだろうと、私は思いました。

横山医師は長年勤めた病院を辞める決心をしましたが、今後彼がどうするかはまだわかりません。ただ、これからは自分を認めてもらうために仕事をするのではなく、患者さんにも部下にも愛情をもって接することができるのではないかと思います。

第6章

人生の折り返しで起こる大転換

人生の第一ステージの課題

ユング心理学には、中年期は人生の正午であり、成長を感じる人生の午前から、老いや死を強く意識する人生の午後に移行するとき、危機を迎えたのちに価値観が大きく変わるという考え方があります。

人生の午前と午後では見える景色が大きく異なります。攻略法が違うゲームのステージにたとえて、人生の老いや死を強く意識するまでを第一ステージ、その後を第二ステージと私は呼んでいます。

第一ステージの課題とは何か。それは社会と折り合いをつけて自分の人生を歩めるようになることだと私は考えます。前章の横山医師も、人生の第一ステージの課題に取り組んでいたのだと思います。

子供の頃は社会でのふるまい方を知らないので、親や教師、そのほかの大人から世の中を渡るための「型」を学び、実践しようとします。人に迷惑をかけてはいけない、お金を稼がなければならない、他人を信用しすぎてはならない、学歴は高くなければならない、大企業に就職しなければならない、結婚しなければならない、など「型」は人それぞれです。これらは「ｍｕｓｔ」思考にあたります。

成長するにつれ、身につけた型の「ｍｕｓｔ」思考が、自分が望む「ｗａｎｔ」の生き方と合わない部分が出てきます。そして、もとの型を壊したり改良したりしながら、だんだん自分なりの型をつくっていきます。それほど窮屈さや理不尽さを感じず、社会のなかで自分の人生を歩めるようになったと感じられれば、第一ステージの課題はクリアされたと考えます。

第一ステージの課題を比較的容易にクリアできる人と、傷ついてボロボロになりながら課題と向き合わざるをえない人がいます。自分や周囲を信頼できる人は、最初に身についた型をうのみにせず、変えていくことができます。そのような信頼感や安心感がないと、型を壊す勇気をもてないからです。

横山医師もこころの底に無力感が居座り、父親からの「優秀な外科医にならなければならない」という強い「ｍｕｓｔ」にずっと縛られていました。そのため型を壊すことは難しく、結果的に追いつめられてしまったのです。

基本的信頼感の大切さ

子供時代の対人関係の経験が、成長後も世界のとらえ方に大きく影響を与えることはよく知られています。周囲の大人が「あなたはあなたのままでいい」という態度で接すれば自己肯定の傾向が強まり、他者に対する信頼感をもつことができます。このような「信頼できる他者がいる世界は安全であり、自分は自分のままでいい」との感覚は「基本的信頼感」と呼ばれます。

逆に、「おまえはダメだ」といった否定的な言葉をかけられる機会が多ければ、自己肯定感が低くなります。他人は自分を傷つける存在だと思うようになり、ひいては「社会は怖い場所だ」という潜在意識が生まれます。

否定的な言葉を投げかけられなくても、食事をきちんと与えられなかったり、世話をされずに放置されたりすると、「自分はいつ見捨てられるかわからない存在だ」と感じます。私の子供時代には、いたずらをして家から閉めだされた子供も少なくありませんでしたが、これも「自分は見捨てられるんじゃないだろうか」という潜在的な不安を引き起こし、基本的信頼感を脅かします。

基本的信頼感は、人生を歩むうえで重要な意味をもちます。他人を信頼して積極的にコミュニケーションを図れるので、健全な人間関係を築きやすくなります。

基本的信頼感が欠如していると他人に拒絶されることを恐れ、人の輪のなかに入るのが怖くなります。また、その自信のなさを見抜き、利用しようと近づいてくる人もいます。一方的に利用される関係に陥っても、自分を否定されるのに慣れていると大きな違和感をもたず、見捨てられることへの不安もあり、関係を絶つのが難しくなります。

基本的信頼感がある状態は、ロールプレイング・ゲームにたとえれば、十分な資金や装備とともに冒険に出かけるようなものです。反対に、欠如している状態は素手で怪物が潜む森に出かけるようなもので、軌道にのるまでの道のりは困難を極めます。

基本的信頼感が低い場合は、自分の感覚を信頼できません。そうすると、「must」思考を修正できないまま、がんじがらめになってしまいます。

たとえば、「大きな組織の一員でないと生きていけない」との「must」が強ければ、どんなに窮屈で苦しかったとしても、「want」の声は「must」に抑え込まれます。ともすれば「want」の声が聞こえなくなり、「自分は何をしたいのだろう」と当惑します。

みなさんもさまざまな悩みを抱えていると思います。会社での評価が低い、給料が安い、交際相手とうまくいかない……。悩みの対象は異なっていても、簡単に解決できないと感じているなら、根源には基本的信頼感の欠如と、強い「ｍｕｓｔ」思考があることが多いものです。その場合、顕在化している悩みが解決しても、本質的な問題が解決されていないため、新たな悩みが生まれるでしょう。

一方で、横山医師が変わったように、自分自身の悩みの根源に気づいて対処できれば、悩みがなくなる場合も多いのです。

自分も周囲も大切にしながら社会のなかで生きていけるようになれば、第一ステージの課題はクリアです。

不安からの反動

前章で承認欲求ができあがる過程について話しましたが、私自身も承認欲求が強く、長らく人の目を気にしながら生きていました。自分の欲求に向かい合おうとせず、他人の評価を得るための行動ばかりするうちに自分でもどうしたいのかわからなくなり、こころの底にむなしさを抱えていました。

承認欲求といっても、「私ってすごいでしょう！」とあけっぴろげに自慢できたら、そこまでこじらせずにすみます。表向きは謙虚にふるまっていましたので、批判を浴びることはありませんでした。横山医師のように仕事に邁進《まいしん》し、誰が見ても正しい行動によって認められようとしていたのです。自分を抑圧していたので他人の承認欲求にも敏感で、認めてもらおうとする人のこころの動きを読み取り、苛立つこともありました。

周囲からは愛想の良い人と思われることもありましたが、それは思いやりからではなく、評価のためでした。なんて自分本位な人間なんだろう、評価ばかり気にする利己的な人間だと感じ、周囲にもそのことが見透かされているのではないかと内心びくびくしていました。

元来目立ちたがり屋の人もいるでしょうが、横山医師や過去の私のように、基本的信頼感の欠如によって見捨てられることへの不安が根底にあり、傷つきの反動で承認欲求が強く発動する人も多いのではないかと思います。SNSで他人の承認欲求にふれるときも、その人のインナーチャイルド（内なる子供）の「私を見てほしい」という叫びが聞こえてきます。

みなさんのなかにも承認欲求の強さに悩んでいる方がいたら、自分のこころの声に耳を傾け、こころが傷ついていないか考えてみてください。傷ついていたら、自分を責めるのではなく、ここまでがんばってきた自分をいたわることができれば、何かが変わるスタートになるかもしれません。

強い「must」の力

人生の中盤を迎えると、「ｍｕｓｔ」に縛られた生き方が苦しくなり、「ｍｕｓｔ」を手放す必要性が生じます。

中年期になるとエネルギーが枯渇するからというだけでなく、「死と向き合う」ことが世界観の変化をもたらすのも大きな理由です。

あらかじめお断りしますが、これからお伝えするのは、50代の私が向き合う「死」についてです。

いまがんや大きな病気で闘病中の方や老年期の方からすれば、私の死との向き合い方は経験が浅いでしょう。それでも参考になることもあると期待します。

私自身の生い立ちについて前にもふれましたが、中年期と「ｍｕｓｔ」の関係にかかわるので、もう少し自分の話を続けさせてください。

私は厳しい両親のもとで育ち、「自分はなまけ者だから、気を抜くとダメになる。だから、がんばらねばならない」という強い「ｍｕｓｔ」の潜在意識が、子供の頃にできあがりました。

さらに、私にはもうひとつ強い「ｍｕｓｔ」がありました。父親から「社会に役立つような大きな仕事をしなければいけない」と事あるごとに言われており、その意識に縛られていたのです。

ふたつの「ｍｕｓｔ」を合わせると、「本来なまけ者の自分は努力して、社会に貢献する大きな仕事をしなければならない」ことになります。将来にはとてつもなく高いハードルが待ちうけていて、それを越えなければならない感覚がありました。

いまにして思えば、父自身も強い「ｍｕｓｔ」に縛られていて、苦しかったのではないかと思います。父親が生まれて間もなく祖母が亡くなり、父も幼少期に親からあるがままの自分を認めてもらうことができなかったのかもしれません。

私の父親は弁護士で、若い頃に公害事件の弁護団に参加していたのを誇りにしていました。その後も父親なりに、「社会に役立つような大きな仕事をしなければならない」という「ｍｕｓｔ」と闘いながら努力し、生きてきたのでしょう。もしかしたら、ずっと自分自身に満足できなかったのかもしれません。

父親が40代の頃、「人生まだまだ折り返し地点、これからがんばるぞ」と、晩酌をしながら独り言のように話していました。あれはいわゆるミドルエイジ・クライシスだったのでしょう。必死に自分を奮い立たせようとしていたのだと、その気持ちがいまはわかる気がします。一方で、そんな父親の「ｍｕｓｔ」が、私に受け継がれました。

私には、「将来どうすれば、社会に役立つような大きな仕事ができるのだろう」との疑問が、子供の頃からありました。中学生くらいまでは、「そのうち考えればいいさ」と問題を先送りできていましたが、高校生になると最初の危機を迎えました。大学への進学は職業選択にもつながるので、その疑問と真剣に向き合わなければならなくなったのです。

悩んだ末に出した答えは、精神科医になるというものでした。仕事の内容を理解していたわけではありませんが、当時生きづらさを感じていたこともあり、こころの苦しみをやわらげる医師になれば、自分の抱えている悩みの原因もわかるのではないかと考えたからです。

また、自分と同じように生きづらさを抱えている人を助けられるなら、やりがいのある仕事だとも感じました。精神科医は「社会に役立つような大きな仕事」なのか確信がもてず、おそるおそる父親に話したところ、「まあ、いいじゃないか」と医学部を目指すことを許してもらいました。

その後、実際に精神科医になったわけですが、こころの苦しみは簡単にはわからず、苦しいままでした。「社会に役立つような大きな仕事をしなければならない」という「must」に依然として縛られていたのでしょう。

31歳のとき、いろいろなめぐりあわせもあり、「がん患者および家族の苦しみを軽減する」という社会的な使命をもつ組織に所属することになりました。その使命の正しさに疑いの余地はなく、組織の一員として邁進すれば、ようやく父親の期待にこたえ、自分を認められるのではないかと思ったのです。

そして、「働き方改革」よりかなり前の時代のことですが、一時期は労働時間外や週末も関係なくほとんどの時間を仕事に捧げる生活を送りました。周囲の昭和世代の人たちからすれば甘いと思われていたかもしれませんが、私としては、それまでにはなかったほど努力しました。

社会的な使命のために貢献していることに対して、たとえつかの間でも「must」に縛られた自分が「まあまあ、がんばっているじゃないか」と認めてくれるときもありました。

人は必ず死を迎える

けれど40歳を越えると、生き方に根本的な疑問を感じるようになりました。心身ともにエネルギーが減って限界や衰えを実感し、どうあがいても自分の「ｍｕｓｔ」を満足させるのは不可能でした。私にもミドルエイジ・クライシスが訪れたのです。

実際に身体が悲鳴を上げて、40歳のときに眼瞼痙攣《がんけんけいれん》という瞼《まぶた》の筋肉に力が入ったまま開かなくなる病気の診断を受けました。日常生活を送るために3か月に1回、筋肉の緊張をゆるめる注射を打つことになり、この頃はいちばん追いつめられていたように思います。

さいわい私はその状態が袋小路ではないと、こころのどこかでわかっていました。自分が出会ったがん患者さんたちが、その先の道があることを教えてくれていたからです。

中年期になって、それまで見て見ぬふりをしていた真実に、はっきり気づきました。それは、がんなど大きな病気を経験した方の多くがより鮮明に意識しているであろう、「人は必ず老い、いつ病気になるかわからない存在であり、そして必ず死を迎える」ということです。

その気づきを得てから、自分と世界に対する見え方が大きく変わりました。自分自身が、人間ひとりひとりが、自分が影響を与えようと思った社会が、とてもはかないものに思えました。

それまでは、「社会に役立つような大きな仕事をしている人」は、とてつもなく大きな存在に感じました。けれど、彼らも老いや病気、死という現実からは逃れられない。「自分にはかなわない」と尊敬して恐れてきた人もみなこの現実と向き合い、もがきながら同じ地平を生きているのだと、等身大の存在に思えるようになったのです。

『平家物語』の冒頭に、「祇園精舎の鐘の声、諸行無常の響きあり。娑羅双樹《しゃらそうじゅ》の花の色、盛者必衰のことわりをあらはす」という有名な一節があります。現代に生きる自分にも、「あらゆる現象は絶えず変化し、この世は必ず終わりが来る」というこの節の意味がこころに響くようになりました。

伝説のロックバンド

このような死生観の転換がどうして起きるのか説明が難しいですが、個人的なエピソードを通してお伝えします。

私は中学生の頃から、イギリスのロックバンド、QUEEN《クイーン》に心酔していました。彼らは、魂を熱狂させる音楽を生み出す天才です。多くの国でライブを行い、何万人も収容するスタジアムが満員になるほどの影響力の大きさに強いあこがれを抱きました。当時の私にとって、「彼らも自分も同じ人間だ」とはこれっぽっちも思えず、別世界に生きている神のような存在と感じていました。

2024年2月、QUEENが日本で久しぶりにライブを行いました。伝説のギタリストと言われるブライアン・メイも76歳。くたびれた演奏だったら幻滅するだろうと当初は食指が動きませんでしたが、ともにQUEENに熱狂した友人に誘われたこともあり、やや消極的な気持ちでライブに行きました。

私が抱いた懸念は杞憂《きゆう》でした。エネルギーあふれる素晴らしい演奏に、こころは興奮して躍動しました。最初から最後まで魂が揺さぶられる、あっというまの2時間でした。

彼らの演奏を聴きながら、10代前半にQUEENに熱狂していた頃の自分がリアルによみがえりました。おこづかいを握りしめ、ワクワクしながらQUEENのレコードを買いにいったことが、昨日のことのように思い起こされました。

彼らがライブでよく演奏する「タイ・ユア・マザー・ダウン」(きみのママなんか縛りつけろ)という曲があります。思春期の両親への反抗を歌ったものですが、私も含めてそれなりの年齢の聴衆がみな思春期にタイムスリップしたように、リズムに乗って「タイ・ユア・マザー・ダウン！」と絶叫しました。

ライブで若い頃の自分に想いを馳せると同時に、私は別のことも感じていました。QUEENのメンバーは予想を裏切るエネルギッシュな演奏をしましたが、昔知っていた彼らに比べると年をとったのもたしかです。40年ほどたっているのですから当然ですが、そのことについて私には大きな違和感がありました。

中学生の自分にとって彼らは雲の上のような存在で、彼らが老いることは想像できませんでした。それが、明らかに年をとった現在の姿を通して、誰もが老いや死の前には平等であるという現実を目の当たりにし、感慨深く感じたのです。

私が中学生だった頃のQUEENは、「俺たちは最高で、世界は自分たちを中心に回っている」と思っているように見えました。私自身も、「世界は彼らを中心に回っている」と感じていました。

40年後の彼らは、世界の中心ではありませんでした。若い頃を懐かしみながら、自らの老いや死と向き合っているようでした。そして、もう一度魂を燃やして、かけがえのないこの瞬間を聴衆と一緒に味わおうとしているように私には見えました。

ＱＵＥＥＮをライブで見る機会はこれが最後かもしれないと思うと、大切に作ってきた曲を、魂を込めて演奏している彼らがこころからいとおしく思えました。「彼らも自分と同じ人間で、逃れられない運命と向き合いながら、大切に今日を生きている」のだと感動し、涙が流れたのです。

ＱＵＥＥＮのメンバーが実際にどんな価値観をもっているのか、どのような思いで演奏に臨んだのかはわかりませんが、彼らの姿を見ながら私はそう感じました。ＱＵＥＥＮについて知らない人には伝わりにくいと思いますが、若い頃に神のように思っていた存在が、人間は等しく死にゆく運命である現実を前に自分と同じ地平に立っていると感じたのです。

たとえブライアン・メイでも運命には逆らえないことは、私のなかでは『平家物語』の諸行無常ともつながっています。ＱＵＥＥＮはいまなお東京ドームを満員にするほどの影響力がありますが、その力の大きさではなく彼らの内面的な豊かさ、生きざまが音楽に表れているのを感じ、感動したのです。

私がこのとき感じたのと同じことは、さまざまなところで多様な表現で語られています。スティーブ・ジョブズはすい臓がんが進行し、死を意識した際に「私が勝ち得た富は、（私が死ぬときに）一緒にもっていけるものではない。私がもっていけるものは、愛情にあふれた思い出だけだ」と言ったとされます。

ジョブズの言葉は、社会的な成功や名誉を追い求めても、死を前にしたら色あせることを表しています。一方で、死を前にしても色あせないのは、内面的な豊かさなのでしょう。それはたとえば、ジョブズが言うような愛情深い体験や、あるいは真の美しさを感じるものです。愛情深さ、真の美しさが何かを言葉で説明するのは難しいですが、実際に体験すればこころに残り、失われることはないはずです。

「ｍｕｓｔ」の崩壊

若い頃の私が目指した「社会に役立つような大きな仕事をすること」は言葉だけ見れば美しいですが、社会に対する温かいまなざしが原点にあったわけではありません。根底には承認欲求があり、父親に認められるために、あるいは自分を承認するために立てた目標です。

「ｍｕｓｔ」に縛られていた頃の自分は、（ありえないとしても）ノーベル賞のような名誉を得られたら、ＱＵＥＥＮのメンバーのように別世界に行けるだろうと思っていました。努力するのも、自己本位の欲求からでした。その後、年をとって人間ははかない存在だと知ると、いくら認められたとしても、そこには別世界などないとわかりました。

吉野源三郎の『君たちはどう生きるか』には、幼いうちは人の世界の見方は天動説だとあります。子供のとき、世界は自分を中心に回っているように感じるからです。けれど、主人公のコペル君はビルの屋上から地上を歩くおびただしい数の人を見て、人間は分子のような小さな存在であると感じます。成長するにつれて、世界の見方は地動説になり、逆らえない流れのなかで生きる存在であると気づくのです。

自分の人生があと何年続くかはわかりません。仮に平均寿命くらい生きたとしても、中学生の頃に見えていた果てしない将来から比べれば、先はとても短く感じます。

私もようやく地動説になったのかもしれません。強い「ｍｕｓｔ」に動かされてがんばり、どれだけ承認欲求を満たしても、最後には死を迎える未来は変わらないのだと気づいたように思います。

第5章でお伝えしたように小さなステップを重ねていき、そしてついに、自分を縛っていた「ｍｕｓｔ」は完全に崩壊したのです。

人生の第二ステージ

「ｍｕｓｔ」が崩壊すると、世界の見え方がまったく変わりました。とても身軽になったとも言えます。そのことと関連するのか、体の力が抜けてきて、眼瞼痙攣も寛解〔症状が治まること〕し、注射を卒業できました。

かといって人生のゴールにたどりついたわけではなく、新たな挑戦が始まった気分がします。

私にとって人生の第一ステージは、「ｍｕｓｔ」が羅針盤でした。親から教えられた「型」をもとに私なりに社会で生きていくために日々奮闘していたのです。「ｍｕｓｔ」に従って、うまくやることができれば自己満足につながり、そうでないと落胆しました。「ｍｕｓｔ」が崩壊した瞬間に第一ステージは終わり、それまで満足していたことではこころが満たされず、かといってできなくても落胆もしなくなりました。

ときどき昔のクセで承認欲求の罠《わな》にはまり、他人の期待にこたえようと無理に仕事を引き受けてしまいますが気力もなく、むなしさと徒労感が残るだけです。

「ｍｕｓｔ」の羅針盤がなくなったあと、どうしたら自分のこころが豊かになるのだろうか、というのが第二ステージの課題です。ずっと抑えつけていた「ｗａｎｔ」の声との対話は始めましたが、十分には聞こえていません。第二ステージでは「ｍｕｓｔ」から自由になりプレッシャーがない一方で、羅針盤がないまま大海原《おおうなばら》を漂っているようなとまどいも多くあります。

こころが満たされているのを教えてくれる「ｗａｎｔ」は感覚的なものであり、第一ステージのようなわかりやすいルールは存在せず、攻略法もまだわかりません。

ユング心理学では、ミドルエイジ・クライシスを越えたあとに「個性化」というプロセスがあると言われています。１９１ページで述べますが、いまはこの考え方をたよりに進んでいきたいと思っています。

第二ステージは始まったばかりで、右も左もよくわからない、よちよち歩きの状態です。一方で、新しい展開にワクワクしている自分もいます。これから何をしていくか、どういう自分になっていくか、「ｗａｎｔ」の声を聞いて自分自身に確かめながら生きていきたいと思います。

第7章

限られた人生をどう生きるか？

「こころの宇宙」を豊かにするために

私の場合、人生の第一ステージを経て第二ステージとなると、他人の評価はほとんど気にならなくなりました。諸行無常を知り、誰もが死に向かう人生を生きていると気づいたからです。

中年期になると、社会的な評価に価値を感じなくなることについては、独自のライフサイクル論を確立したダニエル・レビンソンも繰り返し述べています（『ライフサイクルの心理学』南博訳、講談社学術文庫）。私のようなこころの動きは一般的な現象でもあるのでしょう。

「ｗａｎｔ」の声がはっきり聞こえるようになり、生きていることは豊かなことだと確信できるくらい、自分の「こころの宇宙」が豊かになる――それが現在の私の大きな目標になっています。「こころの宇宙」という表現を用いたのは、誰しもこころのなかに宇宙のような無限の広がりがあり、そこには自分でも気づかないさまざまな気持ちが眠っていると思うからです。

長らく「ｍｕｓｔ」思考に従って生きてきた私には、「自分のこころの宇宙はどうしたら満たされるのだろう」というとまどいのほうが大きく感じられます。

苦しくはありましたが、「ｍｕｓｔ」に縛られていたときのほうが目指す方向はわかりやすいものでした。たとえば収入が上がったり、著書が評判になったりしたら、それだけで満たされていたからです。恥ずかしいことですが、「自分のランクがひとつ上がったぞ」といった、ほくそ笑むような気持ちもあったかもしれません。

いまは、そのようなことでこころは動きません。お金はないと生きていけませんし、ある程度の収入があったほうが便利なのはたしかです。それでも、仮にいまの給料が10倍になったとしても、おそらく気持ちは満たされないでしょう。

若い頃のように時間は無限にあると感じれば、お金もたくさんあるほどいいと思うかもしれません。高級車を乗り回し、優越感にひたって満足できるかもしれません。けれど、他人から羨望のまなざしを向けられても、人生の現実は何も変わりません。いまの私はそのことを知っており、他人の評価は関係ないのです。

現在の私は52歳ですが、時がたつのが年々早くなる気がします。いろいろな出来事があっても、この10年くらいはあっという間に過ぎました。まさに「光陰矢の如し」です。もし私が平均寿命まで生きるとすれば、次は、「気がつけば、あっという間に老年期になっていた」となりそうです。勝手な想像ですが、自分が緩和ケア病棟に入院して、まもなくやってくる死と向き合っている日もそう遠くない気がします。現在がんなどの病気に向き合っている方からすれば、何を贅沢《ぜいたく》なことを言っているんだと思われるでしょう。ただ、あくまで自分の感覚としては、これから過ごす時間は、以前に比べるとはるかに短くなるだろうと感じます。

自分に残された貴重な時間を、他人に認めてもらうために生きようとは思いません。また、物質的な豊かさだけではこころは満たされないこともわかっています。どうしたら、自分のこころの宇宙は満たされるのか。ここから私の模索の状況についてお伝えします。

こころが満たされる瞬間

まだ肌寒さが残る春先の夕方、私はなまった体を動かすためにスポーツクラブに行きました。運動を始めるまでは体もこころもけだるい感じでしたが、1時間ぐらい汗を流し、シャワーを浴びてさっぱりして外に出ました。

ゆったりとした風が吹いて、体全体がピリッとここちよい冷たさを感じ、「ああ、気持ちがいいな」と思いながら西向きの坂道を下っていました。

すると、ちょうど夕日が真正面に見えました。まばゆい夕日があたる町並みは黄金のように光っていて、その美しさに「なんときれいなんだろう」と独り言をつぶやきました。風に吹かれた心地よさもあり、いつも何気なく見ている景色が感動をもたらしたのです。

そのとき私は、20年ほど前にお会いした進行がんの女性の言葉を思い出しました。その女性は進行がんに罹患していることに悩み、長らくうつうつとした気分と向き合っていました。ある日、彼女は家族と近くの川沿いの道を歩いているときに夕日を見たそうです。夕日に照らされた川べりが輝いて見え、その風景は言葉で表現できないぐらい美しかったと語りました。

理由はわかりませんが、その体験後、彼女はこころが穏やかになったそうです。それまではいつも眉間《みけん》にしわを寄せ、苦しい表情だったのが、そのことを話した日以降はやさしい顔をしていたのをおぼえています。

当時の私は、「そんなことがあるのかな？」と思うくらいで、その女性の心境を想像できませんでした。以前は何事も理屈に頼りがちで、美しいものなど、感性の世界にこころを開いていなかったのです。芸術にふれる時間も無駄だと思っていました。教科書や論文を読み、実際的な知識を得るほうがはるかに有意義だという価値観で凝《こ》り固まっていたからです。

それから歳月を経て、私は輝きを放つ景色に目を奪われながら、「あの女性が見た景色、感動はこんな感じだったのかな」と想像しました。けれど、すぐに思いなおし、「彼女は大切な家族をはじめ、この世との別れを意識していたんだ。美しい夕日を見ながら、もっともっと格別な感情があふれていたんだろう」と、こころの動きに想いを馳せたのです。

短い散歩でしたが、私はいつになく温かい気持ちで満たされました。自分のことを理屈っぽくて感性に乏しい人間だと思っていましたが、「感性の世界にも自分のこころは開かれているんだ！」と新たな自分を発見したようで、うれしくなりました。

個性化を目指して

ユング心理学では、こころ全体を「自己」、そのなかで意識的に生きている部分を「自我」

と呼びます。意識している部分はこころのほんの一部で、無意識の部分がたくさんあるというものです。だからこそ、こころ全体は宇宙のような無限の広がりがあると感じます。

ユング心理学では、ミドルエイジ・クライシスを越えたあとに「個性化（自己実現）」というプロセスがあると言われています。個性化とは、自分も知らない、第一ステージでは抑えつけていたかもしれない大きな「個性」を目覚めさせる旅だと私は理解しています。個性化に基づくと、社会との対話の価値は相対的にかなり下がり、自分自身の内面との対話が重要だと考えられます。

自我と自己

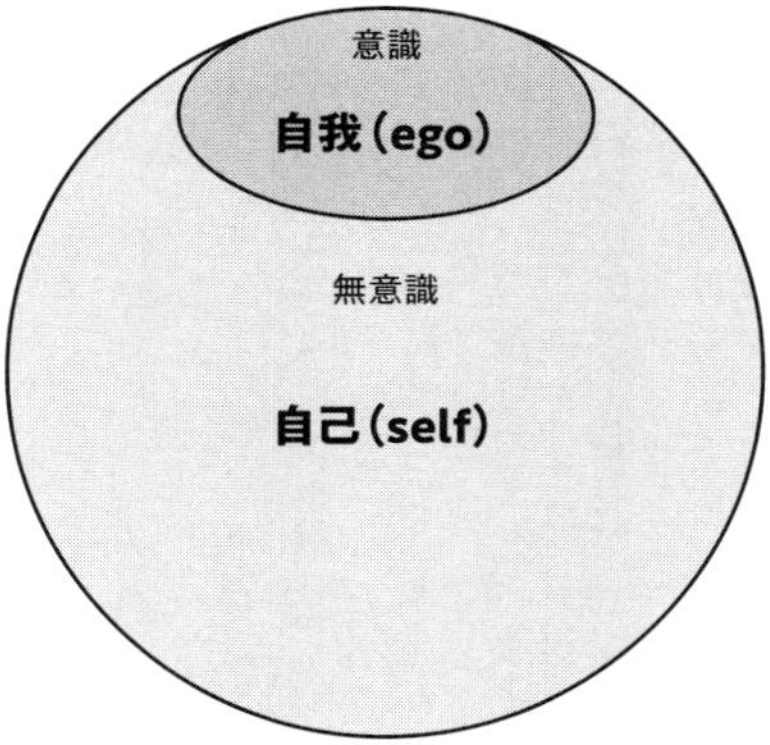

夕日の美しさに感動して、それまで知らなかった自分に出会えたように感じたとき、私はまさに個性化の過程を体験した感覚を味わいました。

人生の第一ステージでは、社会に適応することに一生懸命でした。他人に嫌われたり、失望されたりすることを恐れ、自分がなりたい自分ではなく、周囲から求められる自分であろうとしました。

その結果、社会的には一人前の人間とみなされるようになりましたが、個性化とは真逆の方向性であり、こころを抑えつける苦しさがずっとありました。

もちろんこれからも社会のルールを守ったり、相応の責任を果たしたりはしますが、第一ステージのようにそこに全エネルギーを注ぎたくはありません。少し気取った表現ですが、これからは「自分のこころの宇宙を発見する旅」に出発します。

夕日の美しさに感動した自分以外にも、生真面目に生きてきた自分とは異なる、いろいろな自分を見つけていきたいと思っています。ほほえましいだけでなく、幼かったり、寛容でなかったり、醜い部分もたくさん見つかるかもしれませんが、それらも含めて探していきます。

こころの探検のコツ

「こころの宇宙の旅」は、地図があるわけではありません。これからどんな発見があるのか、旅に終わりがあるのか、それとも終わる前に自分が死を迎えるのか、現時点では見当がつきません。けれど、さしあたって進む方向については、ユング心理学がヒントをくれています。それは、「自分があまり使っていないこころの機能をはたらかせる」というものです。

こころの機能は「思考」「感情」「感覚」「直観」の4種類だと、ユングは述べています。「思考」は物事を論理的に考える機能であり、「感情」は物事を理屈抜きに好き嫌いで判断する機能です。そして、「思考」と「感情」は正反対の機能と考えられています。思考機能優位の人は感情機能があまりはたらいていない傾向がある一方で、感情機能優位の人は思考機能がはたらきにくいのです。

「感覚」は物事をあるがまま現実的に感じとる機能ですが、「直観」は物事からひらめきを生む機能です。「感覚」と「直観」も、正反対の機能とされています。たとえば絵画を見るときに、感覚機能優位の人は描かれているものをそのまま観察する傾向にありますが、直観機能優位の人は絵画からなんらかのメッセージを感じとる傾向があります。

私自身は物事を論理的に考え、現実的に物事を受け止める傾向があり、思考機能と感覚機能が優位と思われますが、その一方で感情機能と直観機能はおおむね眠ったままだった気がします。これからは優位な特性を生かしつつも、感情的な自分、直観的なひらめきを大切にしていきたいです。

胸に手を当ててみる

感情の解放について私のやり方をご紹介します。単純な例ですが、機能の対比がわかりやすいので、よろしければ参考にしてください。

昼食は病院内のコンビニで調達することが多いのですが、以前は体重コントロールのため、カロリー表示をもとに「昨日は食べすぎたから、今日はそばにしておこう」などと決めていました。これは論理的で、思考機能による選択です。結果としてカロリーは抑えられますが、こころに我慢を強いたような感覚がありました。

最近は、陳列棚を眺めながら、自分が純粋に何を食べたいのかを感じとってから選ぶことを意識しています。その際に左胸に右手を当てると、どの食べ物にワクワクするのか、こころの動きがわかりやすいように思います。

ある日は、かつ丼にこころが高鳴ったように感じたので、迷わず選びました。かつ丼をほおばるとき、「自分が食べたいものを食べている」という喜び、納得感を味わえました。そして、「胸に手を当てて、こころの動きを知るというやり方はいいな」と感じました。

身近な例で説明しましたが、感情機能を意識的にはたらかせることを繰り返すと、胸が高鳴るサインがだんだん聞こえてくるようになります。そのときに大切なのは、サインを無視しないことです。

たとえば、少し高価だけど「いいなあ」と思える服を見つけたとします。量産品のほうがコスパが良いのに、と思考機能がはたらくかもしれません。それでも、「自分が着たいのはこの服なんだ！」と感情機能を優先するのです。

太陽の光を浴びながら海で泳ぎたいと思ったら、近くに大きなプールがあったとしても海まで出かける。行きたいコンサートがあれば、仕事が忙しくても予定を調整してでも優先する……。意識的に繰り返すことで、「こうしたい」が明確になり、感情機能に基づいた行動が増えていきます。私もこのようなプロセスを経て、こころが我慢している感覚はなくなっていきました。

コスパ（費用対効果）、タイパ（時間対効果）は、思考機能に基づく考え方です。効率に対する意識も大切ですが、コスパ、タイパを最大化するだけでは、こころは満足しないでしょう。状況によってはそれらに縛られないことも、豊かに生きるためには必要だと思います。

直観を磨く

私の場合、直観機能（ひらめき）をはたらかせるのは、感情機能以上に難航します。試行錯誤するなかで、音楽にふれているときだけは直観がはたらくことに気づきました。

私はクラシックのコンサートによく行きますが、目を閉じて演奏に耳を傾けると、音だけを聴いているのに、なぜか視覚的イメージが湧いてきます。クラシックがかなり好きでないと伝わらないかもしれませんが、少しお付き合いください。

少し前に、青木尚佳《なおか》さんというバイオリニストが弾く、メンデルスゾーンの「バイオリン協奏曲」を聴く機会がありました。つややかでやわらかい音色で、目をつぶって聴くと、絹の糸が躍動しながら服が編まれていくイメージが浮かんだのです。第1楽章にはソロ・バイオリンによるカデンツァがあるのですが、カデンツァの最後の部分では、静かな夜の暗闇に小雨が降りだしたイメージが湧きました。

同じ曲を最近、辻彩奈《あやな》さんという別のバイオリニストの演奏で聴いたのですが、その演奏には強い情熱を感じました。目を閉じて聴くと、同じカデンツァの部分で、やはり夜の暗闇に雨が降るイメージが湧きました。けれど、そのときは小雨ではなく、地面から跳ね返るぐらいの雨足の強さを感じました。

どちらの演奏も素晴らしかったですが、こんな感じ方を自分がすることが新たな発見でした。

また、偉大なピアニストであるマルタ・アルゲリッチが弾くラヴェルの「ピアノ協奏曲」を目を閉じて聴いたときは、まるで鍵盤の上を少女が無邪気に飛び跳ねているイメージが湧いてきました。その演奏を聴いた当時、アルゲリッチは御年82歳だったのですが、永遠の少女のような一面をこころに宿しているのだろうか、と感服したものです。

目を閉じると、優位である感覚機能のはたらきが制限されます。それによって、普段ほとんど使っていない直観機能がはたらくのかもしれません。不思議なことに、目を閉じて視覚的なイメージが湧くのは生演奏のときだけで、録音された演奏ではそうなりません。

同じ芸術でも絵画から感じるイメージもありますが、私の場合はまだまだ弱いように思います。絵画の場合、目を閉じると鑑賞できないので感覚機能がしっかりはたらくからかもしれません。

直観機能については、「こうすればうまくできますよ」という包括的な説明はまだできません。そんな私でも、試行錯誤するなかで直観機能がはたらく場面と出会えたこと、直観を育てていける実感をもてたことはお伝えしておきたいと思います。

こころの充足にいたるために

意識的な行動を重ねるうち、こころを抑えつけている感覚は確実に減ってきて、以前より身軽に生きていると感じられるようになりました。

それでも、こころの深い充足にいたっているとは思えません。この調子で死ぬまでの日々を生きたとしたら、苦しくはなくてもどこか満たされないことでしょう。こころの宇宙にはものすごく奥行きがあり、私はまだ入口近くをさまよっている感覚があります。

精神科医の泉谷閑示《かんじ》先生によると、作曲家のベートーヴェンは、人が生まれてから、こころを充足するまでの道のりを「交響曲第3番（英雄）」に描いていると述べています（『なぜ生きる意味が感じられないのか』笠間書院）。

「交響曲第3番」は4楽章からなっていますが、泉谷先生は4つの楽章の並びが、そのまま人間精神の成熟段階を象徴的に反映しているのではないかと考えられています。①オプティミズム（楽観主義）、②ペシミズム（厭世《えんせい》主義）、③積極的ニヒリズム（虚無主義）、④統合的人格というプロセスです。

この曲はそれまでの交響曲にはない特異な構成になっており、第1楽章は一般的なソナタ形式ですが、第2楽章には「葬送行進曲」があてられています。

ベートーヴェンは作曲家として成功をおさめようとしていましたが、20代後半から難聴が悪化し、31歳で絶望して自殺を考え、「ハイリゲンシュタットの遺書」と呼ばれる手紙を記しています。社会の規範に従って真面目に生きていればやっていけるという若い頃の世界観、楽観主義を第1楽章に描いたあと、人生は理不尽であり、厳しい現実に向き合わざるをえないという想いを、第2楽章の「葬送行進曲」に込めているのではないかと私は想像します。

そして、この交響曲に特徴的なのは、第3楽章にスケルツォ、第4楽章に自身が作曲したバレエ音楽「プロメテウスの創造物」の主題による変奏曲があてられていることです。

第3楽章のスケルツォが表しているという積極的ニヒリズムは、「生きていることに意味なんてない。だから気楽に踊りあかせばいい」というような意味です。いまの私は日々気楽にスケルツォを楽しんでいる感覚ですが、そのまま踊りあかして人生を終えたいとは思いません。

さいわいベートーヴェンは、「人生のフィナーレにふさわしいその先が、ちゃんと待っている」というメッセージを第4楽章に込めています。もちろん、このメッセージは科学的に実証されているわけではありませんが、私はきっと自分の人生もメッセージのとおりになるだろうと楽観的に考えています。

そう考えるのには理由があります。多くのがん患者さんたちが死と向き合うなかで、生きている感覚が根底から変わっていく様子を目の当たりにしているからです。人生には限りがある。いずれすべてが失われる事実を思い知ることで生き方が変わる。そして、こころの深みにいたる、あるいはこころの宇宙を満たせることを、身をもって示してくれているからです。私も、今後自らの死と向き合うことが触媒となり、心境が変わっていくのだろうと思っています。

以下のヘルマン・ヘッセの詩も、自分自身のこれからを予言しているように感じます。

いつも私は目標を持たずに歩いた。
決して休息に達しようと思わなかった。
私の道ははてしないように思われた。

ついに私は、ただぐるぐる
めぐり歩いているに過ぎないのを知り、旅にあきた。
その日が私の生活の転機だった。

ためらいながら私はいま目標に向って歩く。
私のあらゆる道の上に死が立ち、
手を差出しているのを、私は知っているから。

（ヘルマン・ヘッセ「目標に向って」（『ヘッセ詩集』所収。高橋健二訳、新潮文庫）

将来私が、死を意識する病気になったら、きっと人生の第4楽章がそこから始まるのでしょう。けれど、もし突然人生が終わりを迎えたら、スケルツォの段階で断たれることになります。

それでは最終楽章が描かれず、未完成のままです。ぽっくり死ぬほうが幸せという人もいますが、私は自分の死を意識的に過ごす時間がほしいと思っています。

死について意識すると、生きていることに深い感謝の気持ちが湧き、いま優勢であるスケルツォの虚無主義《ニヒリズム》的な視点から少し離れられるように感じます。

幸せになるには感謝する

これから衰退を続け、死にいたるという前提のもとに、どうやって「こころの充足」を得るのか。これが私のいまの課題です。

答えのヒントを探しているなかで出会った、印象的な考え方があります。

修道士のデヴィッド・スタインドル＝ラストによる「幸せになりたいなら感謝しよう」というＴＥＤトーク〈著名人・専門家による講演動画〉があります。「私たちは幸せだから感謝するのではありません。感謝するから幸せになるのです」との言葉に、感謝することは幸せになるための極意だと納得しました。

デヴィッド・スタインドル＝ラストがアフリカに滞在した際、その地域には、飲める水や電気がなかったそうです。帰国後は水道の蛇口をひねるたびに胸がいっぱいになり、電気をつけるたびにありがたく、幸せを感じたと言います。「自分はなんと恵まれた環境で生活ができているのだ」と。

しかし、しばらくたつとそのことに慣れてしまい、幸せの感覚は薄れました。そこで、彼は水道の蛇口と電気のスイッチにシールを貼《は》りました。蛇口をひねるたび、電気をつけるたびにシールを見て「こころを立ち止まらせ」、感謝と幸せを思い出すためです。

立ち止まるクセがつくと、飛行機、レストラン、ワイン、トイレットペーパーなどさまざまな機会やものに感謝を感じるようになったそうです。そして、見落としがちな素晴らしい豊かさに気づくと、困っている人を助けて幸せになってもらいたいと考え、行動する機会にもこころが開かれるとのことでした。

デヴィッド・スタインドル＝ラストの話は、ストンと腑《ふ》に落ちました。私も学生時代、バックパックを背負って多くの国を旅した経験があります。彼ほど過酷ではなかったかもしれませんが、2か月にわたる北アフリカ旅行中に熱中症になったことがあり、その際はほんとうに不安な思いをしました。熱中症は数日で治りましたが、その国では英語がほとんど通じず、国際電話をかけるにも町の中心にある電話局に行かないとならず、心細いなかでなんとか情報を集め、現地の医師の診察を受けることができました。

その旅行から帰国したときは、こころからほっとしました。久しぶりに食べた、ふっくら炊けた白いご飯のおいしさに、涙が出るほど感動したものです。けれどその感動も数日で薄れ、代わり映えしない日常として認識するようになってしまいました。

存在するのが当たり前と思っていると、失ってはじめて残念だと気づき、喪失の連続は暗澹たる心情をもたらします。一方で、その存在が当然でないと思えれば感謝の気持ちが湧き、こころは温かく満たされるのではないか。デヴィッド・スタインドル＝ラストの話は、重要なヒントを与えてくれたように感じました。

地球ガチャと人類ガチャ

以前、友人と、友人の大学生の息子さんと食事をしました。息子さんは通っている大学の環境が合わないようで留年を繰り返しており、現在の生活に不本意な気持ちをもっているそうです。そして、「ああ、自分に生まれてきたくなかった」と言ったのです。

私は彼の話を聞き、たしかにそれは困難な状況だと苦境をねぎらいました。一方で、「自分に生まれてきたのが不幸だ」と感じていることについて、少し思考の転換が図れないかと、次のような話をしました。

「いまの自分に生まれてきたくなかったと思っているんだね。それはとてもつらいだろう。だったら、ちがう人の人生と交換できるガチャを引かせてあげよう。地球ガチャっていうんだ」

「どんなガチャですか? 引いてみたいな」

「いま地球の人口は80億以上いると言われているよね。全員の人生をガチャにして、引いた人の人生をかわりに生きるんだ」

「へー、おもしろそう」

「G7の人口を合わせても7億8千万ほどと言われているから、経済的にはきみが日本よりも豊かな環境に生まれる可能性はあまり高くない。それよりも、飢餓《きが》や戦乱に見舞われていたり、あるいは人権が保障されていなかったりする国に生まれる可能性のほうがはるかに高い。どうだい、地球ガチャを引きたいかい?」

「うーん、どうだろう」

「それならもうひとつ、人類ガチャというのもあるんだ」

「それ、なんですか?」

「人類(ホモ・サピエンス)の誕生は30万~20万年前と言われているけど、人類の誕生から現在にいたるまでに生きた全員の人生をガチャに入れて、引いた人の人生をかわりに生きるんだ。文明の誕生から現在まで1万年程度だから、文明誕生前の人生を選ぶ可能性がかなり高い。衣食住に事を欠き、猛獣が襲ってくるのが日常みたいな時代に行くかもしれないが、人類ガチャを引いてみるかい？」

「うーん、それならいまのままのほうが良いかもしれないな」

「そうだよね。いま向き合っている状況はたしかに困難かもしれない。ただ、私たちが暮らしている世界は、かなり恵まれていることはきちんと認識しておいたほうがいいよ。

平和で身の危険を普段は感じず、生活保護などのセーフティネットがあるので衣食住はある程度保障され、基本的人権が守られている。生まれてからずっとそういう環境で生きていると当たり前のことと錯覚してしまうが、ほんとうは得がたいことだという認識をもてれば、感謝の気持ちが湧いてくる。

押しつけがましく聞こえるかもしれないけど、そうじゃないんだ。〝ああ、こうやって暮らせているのはありがたい〟と思えると、自分の人生を肯定して、幸せに思えるんだよ」

「たしかに、そうかもしれない。こうやって穏やかな食事の時間をもてるのもありがたいし。そういうふうに視野を広げると、自分の悩みは贅沢なのかもしれませんね」

この話のあと、息子さんの表情は少しやわらかくなっていました。

もちろん、私との対話だけでいま向き合っている悩みが簡単になくなるわけではありません。人生の第一ステージにいる彼にとって、学業が順調でなく、周囲に取り残されていると感じているなら、それは大きな問題です。大学に行けばまた厳しい現実を目の当たりにして、気持ちがすさんでしまうかもしれません。

それでも、デヴィッド・スタインドル＝ラストが水道の蛇口にシールを貼ったように、一日の始まりに、平和で安全な世界に暮らしているいまが当たり前ではないのだと意識して、感謝の気持ちをもつことは、人生を少し豊かにしてくれるでしょう。

感謝と優越感は異なる

ガチャの例は誤解を招くかもしれませんので補足します。平和で安全な世界に生きているのを感謝することと、困難に満ちた世界で生きている人に対する優越感をもつことは異なります。一時的に優越感で満たされたとしても、いずれ自分を傷つける刃《やいば》として跳ね返ってくるかもしれません。その人の環境が困難に満ちた世界になったとき、「自分は恵まれていない立場になった」と、優越感は劣等感に変わるでしょう。あるいは、その厳しさが身にしみると、優越感を感じていた相手の気持ちを思いやり、「以前の自分はなんと思いあがっていたんだろう」と気づくかもしれません。

数年前に広島平和記念資料館を訪れたとき、当時の状況が描写された展示に涙が止まりませんでした。多くの方が被害にあわれたことを事実としては認識していましたが、経験されたひとりひとりの物語を想像すると、その悲惨さがこころにリアルに迫ってきました。被害者の方には、言葉では表せないほどの苦しみや悲しみ、怒りがあったのだろう。これはわずか約80年前（わずかというのは私の主観ですが）に起きたことなのだ、と。この現実は他人事ではなく、現在の自分が住んでいる世界の平和も油断していればいつ失われるかわからない――。このときの私のこころに優越感はなかったと信じたいです。

健康についても同様です。自分が健康であるのが当たり前だと思っていると、病気の人を目にしたときに「かわいそう」と感じるかもしれません。「かわいそう」の奥には、病気の人は不幸で自分は不幸ではないとの前提があり、優越感が裏にあります。

患者さんが「かわいそうと思われたくないので、がんになったことを周囲に知られたくない」と言うのもよく聞きます。さらに、「じつは私も昔、がんになった人をかわいそうだと思って、ほかの人と興味本位のうわさ話をしていたんです」と打ち明けられる場合もあります。

そういう私も、若い頃は「病気の人はかわいそう」と思っている節がありました。2003年に国立がんセンター（現・国立がん研究センター）の研修に応募したとき、願書に「苦しんでいる人にケアを施せるようになりたい」と書いたのですが、当時の指導医に「苦しんでいる人のケアができるようになりたい」と、表現を修正されたことを思い出します。「施す」という表現には、病をもっている人を下に見ている視点が込められています。当時の自分を恥ずかしく感じる一方で、医学部での教育を含めて、人間の現実を知る機会がない場合、そうなってしまうのも自然な成り行きかもしれません。

医療者などの対人援助職のなかで、「ケアをしてあげる」「治療してあげる」など、「患者さんに〇〇してあげる」という表現をする人がいます。あまり意識しておらず、先輩の言葉づかいをまねただけかもしれませんが、このような表現には優越感が込められており、「かわいそう」と同様、大きな違和感が私にはあります。

このような考え方には、「健康な人」と「病気の人」が別個に存在するという前提や、自分は「病気の人」にはならないとの思い込みがあります。厳しい表現をあえて使うと、この想定はあまりに世間知らずであり、楽観的すぎるのではないでしょうか。だれでもいつ病気になるかわからない、という現実を知っておくことが大切だと思います。

梅びしおと海老バーガー

以前、すい臓がんが進行して入院された山口尚子さん（仮名・60歳女性）と何度かお話しする機会がありました。私には明るく、「もう十分がんばったし、死ぬのは怖くないです」と話されました。「渋沢栄一ゆかりの家に行ったとき、とても懐かしいにおいがして、昔私はここにいたんだと確信したんです。いまの私はそのときの生まれ変わり。次はどこに生まれるのかな」と、輪廻転生を信じているようでした。

すい臓の腫瘍が大きくなって十二指腸を圧迫し、摂取した食べ物が胃から先に進まない状況のため、食事をとれないのが残念でならないとのことでした。「私は食べることが大好きでね。もうビールを飲みながらウィンナーを食べられないのかなあ」と、冗談っぽく話しました。私が「いい感じに焼けたウィンナーをかじると、肉汁がピューッと出るのがおいしいですよね」と応じると、「そうそう、ほんとうに」と笑いました。

山口さんは、入院中は食べ物の番組ばかり見ていました。「自分が食べられないのに、他人が食事するのを見るのはつらくないですか?」と尋ねると、食べられなくても紹介された食べ物の味を想像できるので楽しいと言うのです。山口さんは食べることの感性が高い方なのだろうと思いました。

その後、圧迫された十二指腸を広げる処置を受けたため、重湯を摂取できるようになりました。山口さんは、「とてもうれしいです。梅びしお〔梅干に甘みを加えて練った調味料〕をおかずに重湯を食べたのですが、梅びしおってこんなにおいしかったんだ、ってしみじみ思いましたよ。あと何回、口から食べられるのだろうと思うと、味がこころにしみました」と満面の笑みを浮かべて話してくれました。

自然と食べ物の話になり、いままで食べたなかで、もっともおいしかったものについて尋ねました。山口さんは少し考えて、「40年前に浜松駅前のファストフード店で食べた海老バーガーだねえ。不思議なもので、B級グルメのほうがよく覚えているんですよ。海老がすりつぶされていなくてほどよく形が残っていてね、ケチャップとマヨネーズを混ぜたソースとの相性が最高で。ほんとうにおいしかったなあ」と、懐かしそうに語りました。

その海老バーガーがとてもおいしかっただけでなく、人生でもっとも思い出深い味なのは何かほかにも理由があるのだろうと思いつつ、そのことには触れないまま面談は終わりました。

その後山口さんは緩和ケア病棟に移りましたが、私は引きつづき訪れ、話をしました。徐々に体力も低下し、ベッドから起き上がるのもやっとの状態になったとき、「いままでいろいろあったけれど、私もここまでやってきました」と、ご自身の人生を振り返ってなのか、しみじみおっしゃいました。

私はもう一度海老バーガーの話がしたくなり、「山口さんも生きてこられていろいろなことがあったのでしょうね。やっぱりいまでも人生でいちばんおいしかったのは海老バーガーですか？」と聞くと、「やっぱりそうだね」とのことでした。そして、当時のことを話しはじめました。

「自分の家は貧乏だったから、おかずはもやしとかで、もっとおいしいものを食べたいなって食事のたびに思ったんです。おなかがすかないように、母親は苦労しながら姉と私にご飯だけは食べさせてくれた。そんな母親にわがままを言ってはいけないと我慢していたから、食べ物にこんなに執着するのかもね。父親は頑固な人で、あれこれとうるさくて、家のなかは緊張感があって窮屈だったんです。

あれは自分が高校を出て働きだした頃だから、20歳くらいだったかな。駅前にはじめてファストフード店ができて、それまでひとりで外出なんかしなかったのに行きたい気持ちが勝って、車を運転して食べに行ったんです。お店でほおばった海老バーガーがほんとうにおいしくてね」

山口さんの子供の頃の食卓を想像し、「食べることが大好き」と言う理由がわかった気がしました。昭和50年代、経済成長のなかで急速に発展していく浜松の街の様子を私なりに想像しながら、窮屈な子供時代から自由になろうと、山口さんが夢中で食べた海老バーガーの味を思い浮かべました。そして、「山口さんの若い頃にはそんな情景があったのですね。海老バーガーはほんとうにおいしかったでしょうね」と言葉をかけました。

「食べたい一心で、無我夢中だったね。一口ほおばったときのおいしさはいまでも覚えている」と、山口さんはしみじみと話しました。そしてしばらく沈黙したのち真顔になり、「こんな私だけど、これでよかったのかね」と言葉を続けました。

私は、「こんな私」と自分を粗末にする表現をしたことと、窮屈な子供時代を過ごしたことには何か関係があるのかもしれないと想像しました。そのうえで、自分の素直な気持ちを伝えました。

「山口さんと話しているとき、私はいつもほんとうに楽しい時間を過ごしていました。そんな素敵な山口さんがダメなんてことはありえないと、こころの底から思いますよ」と。

山口さんは、「そうかな。ありがとう」と、顔をくしゃくしゃにして涙を流しました。

死を意識し人生を振り返る

人は死が近づくとこれまでを振り返り、「自分の人生はこれでよかったのだろうか?」といった問いが浮かぶことがあります。山口さんが海老バーガーを食べた日は、人生の転換点だったのでしょう。それで、生涯でもっともおいしかったものとして海老バーガーを思い出したのではないでしょうか。

自分の生きる意味を探し求めている私も、死が近くなってこれが最後かもしれないと思ったとき、山口さんの梅びしおのように、日常の何気ないものが輝きを放つのではないかと想像します。そして、懐かしい過去にたくさん想いを馳せ、「いろいろなことがあったなあ。失敗もしてきたけど、これでよかったな」と振り返ることができるのではないかと期待しています。会いたい人に感謝を伝えて別れを告げ、体力が許せば思い出の場所を訪れ、そのたびにしみじみと涙を流すのでしょう。

死を意識することから、今日生きていることへの感謝の念が湧きます。人生の第一ステージは、夢、希望など万能感を追い求める段階で、勇ましくて元気な喜びがあります。一方で人生の第二ステージは無常観が根底にあり、そこでは喜びも、しみるような、あるいは悲しみの裏返しのようなかたちなのではないかと思います。

年をとることは恵み

２０２１年に、作家の岸本葉子さんと対談する機会がありました。岸本さんは２００１年、40歳のときに虫垂がんになり、生存率は30パーセントと告げられたそうです。それから20年たち、老いについての著作がベストセラーとなりました。私は「老いと豊かに向き合うにはどうしたらよいでしょうか」と岸本さんに尋ねたのですが、そのときの言葉が印象的でした。「私にとって、老いること、誕生日を迎えることは恵みなんです。虫垂がんで死について考えた経験があるので、〝ああ今年も1年過ごせた〟と誕生日のたびに感謝の気持ちが湧いてきます」

この言葉を聞いて、私ははっとしました。私のなかではネガティブなイメージがあった老いへの感じ方が少し変わり、温かい気持ちになりました。長生きが当然という前提だと、年を重ねることで人生の残りが減っていく感覚になり、体力が落ちることに喪失感もあるでしょう。一方で、岸本さんは40歳でがんになり、亡くなる可能性のほうが高かったので、このような感謝の気持ちが湧くのだと思います。

岸本さんの言葉を聞いたときの気づきは、ともすれば忘れてしまいがちです。ときどきこの言葉を思い出して、年を重ねることに感謝するようにしています。

死を味方にして生きる

作家の芥川龍之介は自殺を意図したのち、友人にあてた遺書のなかで、「ただ自然はこういう僕にはいつもよりも一層美しい。君は自然の美しいのを愛し、しかも自殺しようとする僕の矛盾を笑うであろう。けれども自然の美しいのは僕の末期の目に映るからである」と記しています。芥川の自殺の理由は「将来に対する唯《ただ》ぼんやりした不安」だとされていますが、この世と別れると覚悟したら不安はなくなり、別れゆくものに美しさを感じたのではないでしょうか。

自殺を覚悟しなくても、人生の有限性に気づくことができれば、自然が輝いて見えるのではないかと思います。ある意味これは、「死を味方にして生きる」ことと言えるかもしれません。

私自身も、年々自然の見え方が変わってきました。小学校の入学式のときに見た桜は純粋に美しく、子供の私は希望に満ちていました。今年、桜の名所である千鳥ヶ淵を散歩したときには、桜の花は散りはじめたところでした。私にも、いずれこの世との別れが来るだろうとの思いが浮かぶと、しみるような感動が湧きあがり、涙があふれてきました。「死を味方にして生きる」と突然言われたら、意味がわからず、逆説的に感じるでしょう。けれど、これまでお伝えしてきたように、死を意識することでいまこのときがいずれ失われると認識し、感謝の気持ちが湧くのです。

それが、人生の第二ステージを豊かにするための大切なカギとなるだろうと、私は確信しています。

おわりに

本書をお読みいただき、ありがとうございます。みなさんはどんなふうに本書の内容を受け取られたでしょうか。「折れないこころ」についての理解が深まり、不安という感情を味方にして、人生を豊かに生きる一助となるのを願っています。

本書でお伝えしましたが、ポジティブ思考を信じすぎることの弊害は大きなものです。ポジティブ思考にとらわれていると、とくに困難な状況にあるとき、乗り越えるためのレジリエンスを発揮できず、行き詰まってしまいます。

私は診療を通して、そのような行き詰まりを抱えている多くの人にお会いします。そのときは次のようなことを話します。

「不安はそのままにしてもいいのですよ」

「悲しんだり、クヨクヨしたりしているのは、こころがいまの現実を受け止めようと努力しているからです。時期が来れば嵐はやみますから、安心してください」

これだけでも、ほっとされる方がたくさんいます。このような心構えを多くの方に知っていただきたく、この本を通してお伝えする機会ができたことに感謝します。

本書の後半では、人生の第二ステージをどう生きるかという問いについて取り上げました。前半とは少し趣が変わったように感じるかもしれませんが、自分のなかで日々考えているテーマであり、自然とその方向に話が展開していきました。

私は長年の「生きるための型」との葛藤ののち、やっと最近あるがままの自分を認めることができたように思います。そして、そこからまた新たな旅、人生の第二ステージが始まったのです。本書を書きはじめた頃から、そのことをはっきり自覚するようになりました。

新たな旅のテーマは、「老いていく自分」「死すべき存在である自分」をよりリアルに感じるなかで、生きる意味を探すことです。

50代になって、年々明らかに自分が老いていくことを実感します。振り返ると40代は、衰退する部分もありながら、精神的な成長を感じられる側面もあり、全体的に見ればなんとか水平状態を保っていたのでしょう。いまは自分が衰えている事実を突きつけられ、死という人生のゴールがひたひたと迫っていることを意識するようになりました。

私にとって、死はすべての終わりであり、その瞬間に自分は「無」になると考えています。「無」が訪れるとわかっているなか、どうしたら日々を豊かに生きられるのか、あらためて強い問いが立ち上がった感覚があります。

問いへの最終的な回答はまだ出ていませんが、本書の執筆を通して、正面から向き合うことはできました。このことについて、がんと向き合っている患者さんの言葉からいただいたヒントも数えきれないぐらいありました。そして、おぼろげながら、答えの輪郭が見えてきたように思います。

私にとって大切な問いですし、その答えも懸命に考えたものですが、私の感覚がどれぐらいみなさんに共有できたのか確信はありません。自分自身の想いや体験が中心ですが、そこから導いたものがみなさんが生きるうえで参考になったとしたら、これほどうれしいことはありません。

がん医療での臨床は20年以上になりますが、患者さんやご家族から学んだこと、困難な問題にともに向き合った同僚の医療者との経験から得たことは、私にとってかけがえのない財産です。さまざまなご縁から、このような体験ができたことに、こころから感謝しております。今回いくつかの実例を紹介しましたが、多くは私の臨床体験をもとに変更を加えています。実在の患者さんについては、承諾をいただいたのち、プライバシーに配慮するかたちで記載しました。

本書の執筆にあたって、NHK出版の川上純子さんには大変お世話になりました。川上さんは、なかなか筆が進まないときでも、あたたかく励ましながら見守ってくださいました。鋭い編集の力もあり、ここまで書き上げることができました。ほんとうにありがとうございました。

本書の刊行には、多くの方が携わってくださいました。お力をいただきましたことに、こころから感謝申し上げます。

2024年8月

清水研

[著者]
清水 研（しみず・けん）
1971年生まれ。精神科医・医学博士。公益財団法人がん研究会有明病院腫瘍精神科部長。金沢大学卒業後、内科研修、一般精神科研修を経て、2003年、国立がんセンター（現・国立がん研究センター）東病院精神腫瘍科レジデント。以降、一貫してがん専門の精神科医として活動し、対話した患者・家族は4000人を超える。2020年より現職。日本総合病院精神医学会専門医・指導医。日本精神神経学会専門医・指導医。著書に『もしも一年後、この世にいないとしたら。』（文響社）、『他人の期待に応えない』（SB新書）、『絶望をどう生きるか』（幻冬舎）など。

ブックデザイン：アンパサンドワークス
校　　正：鈴木由香
著者撮影：長田朋子
本文図版：手塚貴子
編　　集：川上純子

＊本書は、ウェブマガジン「NHK出版 本がひらく」に連載された「不安を味方にして生きる」（2023年5月～2024年9月）を加筆・修正し、再編集したものです。

不安を味方にして生きる
「折れないこころ」のつくり方

2024年9月25日　第1刷発行

著　者　清水 研　
発行者　江口貴之
発行所　NHK出版
〒150-0042　東京都渋谷区宇田川町10-3
電話　0570-009-321（問い合わせ）
0570-000-321（注文）
ホームページ https://www.nhk-book.co.jp

印　刷　啓文堂／大熊整美堂
製　本　二葉製本

ISBN978-4-14-081975-3 C0095